ÉTUDES

DE

BIOLOGIE COMPARÉE

PARIS. — IMP. V. GOUPY ET JOURDAN, RUE DE RENNES. 71.

ÉTUDES

DE

BIOLOGIE COMPARÉE

BASÉES SUR

LA NUTRITION ET L'ÉVOLUTION

PAR

le Dr Gaëtan DELAUNAY

2me PARTIE

PHYSIOLOGIE

PARIS
V. ADRIEN DELAHAYE ET Cie, LIBRAIRES-EDITEURS
PLACE DE L'ÉCOLE-DE-MÉDECINE

1879

ÉTUDES

DE

BIOLOGIE COMPARÉE

BASÉES SUR

LA NUTRITION ET L'ÉVOLUTION.

PHYSIOLOGIE.

DIGESTION.

Nous allons étudier les propriétés, usages et fonctions suivant la méthode que nous avons déjà appliquée à l'anatomie, et qui consiste à rechercher l'influence exercée sur un phénomène biologique quelconque par toutes les circonstances qui peuvent le modifier. Nous ferons observer en passant que nous n'avons pas inventé cette méthode, et que notre manière de procéder n'est qu'une application de la méthode positive usitée en science depuis plusieurs siècles.

En physiologie, comme en anatomie, les circonstances dont il importe de déterminer l'action sont anatomiques, physiologiques, mésologiques et pathologiques. Ces diverses circonstances, en augmentant ou en diminuant la nutrition des éléments anatomiques, des organes et des appareils, augmentent ou diminuent leur développement et leur onctionnement (propriétés, usages, fonctions) et, en agissant ainsi, favorisent ou contrarient leur évolution.

Suivant l'ordre classique, nous allons étudier en premier lieu la digestion, mais nous croyons devoir parler tout d'abord de l'absorption, parce qu'elle est une propriété commune à tous les éléments anatomiques.

Absorption.

Il importerait d'étudier les divers éléments qui interviennent dans l'absorption : perméabilité aux liquides, nature de l'épithélium et de la substance, vascularisation, milieu, etc., etc. Nous ne sommes pas en mesure de faire cette étude d'une façon complète et nous nous contenterons d'envisager l'absorption d'une façon générale.

Circonstances anatomiques. — *Espèce.* — Les espèces inférieures se développant beaucoup plus rapidement que les supérieures, ainsi que nous le verrons plus loin, sont nécessairement le siége d'une absorption d'autant plus active que leur développement est plus rapide.

Mais, si les espèces inférieures se développent plus rapidement, en revanche elles ont atteint le maximum de leur développement beaucoup plus tôt que les supérieures, en sorte que chez elles l'absorption est active mais dure peu. Toutefois, nous étudions ici, non pas la durée de l'absorption, mais son intensité, et nous trouvons que cette intensité considérée chez les diverses espèces est en raison inverse de l'évolution.

Race. — Pour la même raison l'absorption est plus active chez les races inférieures qui, ainsi que nous le verrons, sont plus précoces que les supérieures.

Sexe. — D'après nombre d'auteurs parmi lesquels nous citerons M. Briquet, l'absorption est plus active chez la femme que chez l'homme.

Age. — D'après le même auteur, l'absorption serait pareillement plus active chez les enfants et les jeunes gens que chez les adultes. « Les diverses absorptions sont surtout très-actives dans l'enfance, à cause des besoins permanents d'un organisme en voie de développement » (Longet). « Plus le corps approche de son point de saturation, dit M. Béclard, plus les liquides éprouvent de difficulté pour pénétrer dans son intérieur. »

Constitution. — L'absorption est plus rapide chez les faibles que chez les forts. La rapidité de l'absorption diminue chez les faibles à mesure qu'ils se fortifient. « Quand on passe d'une alimentation pauvre à une alimentation riche, l'assimilation est considérable dans les premiers jours et baisse rapidement » (Wundt). Enfin, l'absorption est plus rapide chez les individus affaiblis comme chez les convalescents (Becquerel).

Parties du corps. — L'état actuel de nos connaissances ne me permet pas d'étudier l'absorption suivant les divers éléments anatomiques et tissus. On comprend d'ailleurs qu'il est difficile de comparer entre eux des tissus qui ne se trouvent pas dans les mêmes conditions anatomiques et physiologiques.

En ce qui concerne la perméabilité aux liquides, les tissus peu nourris paraissent plus perméables que les autres. C'est ainsi que, d'après M. Chevreul, 100 grammes de tissu corné absorbent 461 grammes d'eau, tandis que 100 grammes de ligament jaune n'en absorbent que 148.

D'une manière générale, ce sont les tissus les moins nourris qui absorbent avec le plus de facilité : muqueuses, séreuses, etc. « Les membranes séreuses splanchniques, quoique peu vasculaires, absorbent facilement les diverses substances » (Longet). L'absorption est plus intense dans les organes de la vie végétative que dans ceux de la vie animale : elle est plus rapide par le tissu cellulaire que par le tissu musculaire. Elle est très-peu sensible dans le tissu des nerfs et dans la substance assez vasculaire des centres nerveux. (Colin.)

Certaines parties absorberaient plus facilement que d'autres, exemple, les ongles, les phalanges, les éminences thénar et hypothénar.

Les tissus en voie de formation absorbent plus facilement que les tissus formés. C'est ce qui nous explique pourquoi l'absorption diminue d'intensité au fur et à mesure que se forme une cicatrice. L'absorption se fait plus facilement sur une cicatrice récente et sur la surface d'un vésicatoire depuis longtemps guéri.

Circonstances physiologiques. — *Alimentation*. — La privation prolongée d'aliments et de boissons augmente la tendance à l'absorption. Aussi les individus placés dans cette condition sont-ils plus exposés que d'autres à l'infection par les virus et les miasmes.

Circulation. — Tout ce qui diminue la tension artérielle augmente l'absorption. Ainsi agissent l'émission sanguine, la déplétion des vaisseaux, les purgatifs, les vomitifs, les diurétiques, les sudorifiques, etc., qui soustraient une grande quantité de liquide au sang. « Si l'on saigne un animal, il est empoisonné beaucoup plus vite » (Magendie). L'absorption est donc en raison inverse de la tension artérielle et comme, ainsi que l'a démontré M. Marey, la rapidité de la circulation est en raison inverse de la tension artérielle, il en résulte que l'absorption est en raison de la rapidité de la circulation. C'est ce qu'ont constaté, en effet, tous les expérimentateurs.

Au contraire, toutes les causes qui produisent une réplétion du système vasculaire et augmentent la pression du sang, diminuent l'absorption. Ainsi agissent l'injection d'eau dans le système vasculaire (Magendie), et la digestion qui introduit une grande quantité de liquide dans le sang (Claude Bernard).

Si, au lieu de considérer l'organisme entier, on considère un organe particulier, on constate le même résultat. La pression artérielle est faible dans une glande qui ne fonctionne pas ; aussi l'absorption par les glandes se fait-elle plus vite pendant leur repos que pendant leur période d'activité (Claude Bernard).

Locomotion. — Les exercices musculaires trop violents et trop longtemps prolongés appauvrissent le sang, diminuent la pression artérielle et augmentent l'absorption.

Circonstances mésologiques. — Pression externe. — Les circonstances qui augmentent la pression externe diminuent relativement la pression interne et augmentent par conséquent l'absorption. « L'augmentation de pression accroît l'absorption. » (Murray.)

Au contraire, tout ce qui diminue la pression externe augmente relativement la pression interne et diminue l'absorption. Aussi le vide fait à la surface d'une plaie ralentit ou arrête l'absorption des poisons déposés sur cette plaie. De même les ventouses empêchent l'absorption.

Jour. — D'après certains auteurs, l'absorption serait plus active le matin que le soir, ce qui s'accorde d'ailleurs avec ce fait que la tension artérielle est plus grande le soir que le matin.

Circonstances pathologiques. — Les maladies diminuent la nutrition et augmentent l'absorption. Ainsi agissent l'abstinence, l'alimentation insuffisante, etc. L'absorption est plus rapide chez les malades à la diète. « Toutes les causes débilitantes augmentent la tendance à l'absorption. » (Béclard.)

Conclusion.—L'absorption étant plus intense chez les espèces et les races inférieures que chez les supérieures, chez le sexe féminin que chez le masculin, chez l'enfant que chez l'adulte, chez le faible que chez le fort, dans les tissus en voie de formation que dans les tissus arrivés au terme de leur évolution, est *en raison inverse de l'évolution.*

De plus, elle est *en raison inverse de la nutrition,* puisqu'elle est accrue par les circonstances physiologiques, mésologiques et pathologiques qui diminuent la nutrition : diète, saignée, repos, maladie, convalescence, etc., et diminuée par les circonstances qui augmentent la nutrition : alimentation, fonctionnement, etc.

Nous avons vu plus haut que l'absorption est en raison directe de la rapidité du cours du sang et en raison inverse de la tension artérielle; nous verrons, quand nous étudierons la circulation, que la tension artérielle est en raison directe de l'évolution et de la nutrition et que la rapidité de la circulation est en raison inverse.

AUTOPHAGIE.

Nous croyons devoir étudier ici l'absorption interstitielle qui constitue l'autophagie et dont le résultat est la mort par inanition.

Espèces.— Nous laissons de côté les animaux à sang froid qui résistent d'autant plus longtemps à l'inanition que leurs échanges nutritifs sont moins intenses. En général la durée de cette résistance est en raison inverse de l'intensité de la nutrition. C'est pourquoi un crapaud peut résister pendant plusieurs mois à l'inanition tandis qu'un petit oiseau meurt au bout de trois jours.

Nous verrons que chez les animaux à sang chaud l'assimilation est en raison inverse de l'évolution; or, comme la durée de la résistance à l'inanition est en raison inverse de l'assimilation, il en résulte que cette durée chez les animaux à sang chaud est en raison directe de l'évolution. Un petit mammifère qui est le siége d'une assimilation très-intense meurt au bout de 9 jours; un homme meurt au bout de trois semaines.

D'après Collard de Martigny « la durée de la vie des animaux privés d'aliment est moindre s'ils sont de petite taille. » Or, comme la taille est en raison directe de l'évolution, ainsi que nous l'avons vu en anatomie, il en résulte que la durée de la résistance à l'inanition est en raison inverse de l'évolution. Par kilogramme le chat perd plus chaque jour que le chien, celui-ci perd plus que le cheval. La perte diurne proportionnelle moyenne est de 100 millièmes chez une jeune tourterelle et de 7 millièmes chez le cheval. La perte diurne est donc en raison inverse de l'évolution.

Age. — D'après Chossat, chez les jeunes animaux l'assimilation est très-rapide, l'usure est dans la même proportion. L'enfant consommant relativement plus d'aliments que l'adulte, ainsi que nous le verrons plus loin, doit consommer aussi proportionnellement plus de sa propre subtance, quand il n'a pas d'autre aliment à sa disposition. « La durée de la vie des animaux privés d'aliments est moindre s'ils sont jeunes » (Collard de Martigny). Un kilogramme d'animal adulte perd moins qu'un kilogramme d'animal jeune. Pendant l'abstinence les enfants succombent plus promptement que les adultes.

Les adultes résistent plus longtemps à l'inanition que les vieillards. (Celse, Double, Fonssagrive.)

Constitution. — Les faibles et les petits, perdant relativement plus de force et de matière que les grands et les forts, résistent moins longtemps qu'eux à l'inanition.

Côtés. — D'après mes recherches, en cas d'inanition, le côté gauche meurt avant le droit.

Appareils et organes. — Chez les adultes, l'autophagie affecte d'autant plus les appareils et organes qu'ils sont plus inférieurs. Les tissus connectifs et graisseux par exemple qui sont situés au bas de l'échelle histologique perdent 93,3 pour cent (Chossat) et même 97 (Voit) de leur poids. Au contraire le système nerveux ne perd que 1,9 pour cent (Chossat.) En général les organes de la vie animale subissent une perte proportionnelle très-faible. Le cerveau et la cervelle perdent 1,9, les yeux 10, le système osseux 16. Au contraire les appareils et organes de la vie végétative perdent beaucoup de leur poids; exemple: poumons 22 pour cent, reins 31, peau 33, pharynx, œsophage 34, estomac 39, intestins 42, cœur 44, foie 52, pancréas 64, rate 71; sang 75 (Chossat). Il n'est pas question dans ce tableau des organes de la génération. D'après Voit la perte proportionnelle du testicule serait de 40 pour cent.

L'autophagie qui se produit pendant l'hibernation affecte les différents organes dans le même ordre, ainsi que l'a constaté Valentin. Voici, d'après cet auteur, la perte de poids pour cent subie par divers organes chez une marmotte à la fin de l'hibernation: graisse 99.31 ; glande d'hibernation 68.78; foie 58.74; muscles 30 ; os 11.69; cerveau, perte insensible.

En résumé l'autophagie affectant les parties en raison inverse de l'évolution (appareils et organes de la vie végétative, système adipeux, etc.) et respectant les parties en raison directe (appareils et organes de la vie animale, système nerveux, etc.) est en raison inverse de l'évolution.

Alimentation insuffisante. — « L'alimentation insuffisante, dit Longet, est une maladie chronique dont l'inanition est la forme aiguë. » Nous allons considérer cette alimentation d'abord chez l'enfant, puis chez l'adulte.

Chez l'enfant la vie végétative l'emporte sur la vie animale; aussi, dans l'alimentation insuffisante, les organes de la vie animale sont-ils affectés avant ceux de la vie végétative. Ainsi s'explique la stéatose décrite par M. Parrot qui a trouvé chez des enfants ayant succombé à l'alimentation insuffisante des plaques visibles à la coupe du cerveau ayant parfois pour origine l'infiltration graisseuse des cellules de la névroglie, et aboutissant à des foyers multiples de ramollissement blanc.

Ainsi s'expliquent les divers accidents cérébraux qui frappent les enfants. « La plupart des symptômes de l'inflammation des méninges peuvent se manifester à la suite de la privation complète d'aliments. » (Piorry). On comprend maintenant pourquoi la tuberculose (maladie en raison inverse de la nutrition) frappe les méninges chez l'enfant et non chez l'adulte.

De même, les yeux qui, chez l'adulte, ne sont pas affectés par l'autophagie, sont gravement atteints chez l'enfant. C'est ainsi que M. Bouchaud a observé des ulcérations de la cornée chez des enfants morts de faim.

Au contraire, les organes de la vie végétative étaient peu affectés chez ces enfants : les poumons étaient sains, la rate et les reins avaient presque leur volume normal, etc.

Comme nous l'avons déjà dit, les enfants étant le siége de phénomènes nutritifs très-intenses succombent plus promptement que les adultes. La même chose s'observe en cas d'alimentation insuffisante.

Chez l'adulte, au contraire, la vie animale l'emporte sur la vie végétative et les organes dépendant de celle-ci sont affectés avant les organes dépendant de celle-là. C'est ainsi que Manassein a signalé comme lésion due à l'alimentation insuffisante une dégénérescence graisseuse du cœur, des reins, du foie. Au contraire, les centres nerveux ne sont pas altérés et les fonctions intellectuelles s'exercent jusqu'à la mort. Chez les individus atteints de rétrécissement de l'œsophage, de cancer de l'estomac, etc., le délire ne se déclare qu'à la période ultime et s'accompagne d'hallucinations et d'un obscurcissement de la vue.

Ce que nous venons de dire nous explique pourquoi les individus atteints de maladies en raison inverse de la nutrition (anémie, tuberculose, maladies chroniques, etc.) conservent leur intelligence jusqu'au dernier moment. Cela tient à ce que ces maladies, agissant à la façon de l'autophagie et de l'alimentation insuffisante, frappent d'abord les organes de la vie végétative et n'atteignent le cerveau qu'en dernier lieu.

On comprend que toutes les circonstances qui augmentent les dépenses de l'organisme doivent diminuer la résistance à l'inanition. Ainsi agissent le travail, l'exercice, la lactation, etc. Colin a constaté qu'il perdait endormi, 28 gr. par heure et éveillé 50 gr. La dissection lui faisait perdre 100 gr. par heure et la promenade 200. D'après Hippocrate, les enfants qui manifestent le plus de vivacité sont ceux qui supportent le plus difficilement le jeûne. Au point de vue pathologique, la fièvre accroît la dépense de combustible et diminue la résistance à l'inanition.

Conclusion. — L'autophagie aiguë (inanisation) et chronique (alimentation insuffisante) étant plus rapide et plus intense chez les espèces inférieures que chez les supérieures, chez l'enfant et le vieillard que chez l'adulte, chez les faibles que chez les forts, à gauche qu'à droite, dans les appareils et organes de la vie végétative que dans ceux de la vie animale est *en raison inverse de l'évolution*. La durée de la résistance à l'inanition étant en raison inverse de l'autophagie est, au contraire, en raison directe de l'évolution.

FAIM.

La sensation de la faim est d'autant plus vive et se renouvelle d'autant plus souvent que la résistance à la diète est moindre. Or, comme cette résistance est, ainsi que nous l'avons vu, en raison directe de l'évolution et de la nutrition, il s'en suit que la faim doit être en raison inverse. C'est ce que nous allons voir en considérant le nombre des repas suivant les diverses circonstances anatomiques, physiologiques, mésologiques et pathologiques.

Circonstances anatomiques. — *Espèce.* — Chez les jeunes animaux, le nombre des tetées est illimité. Les mammifères nouveau-nés sont constamment pendus aux mamelles de leurs mères.

Les espèces inférieures ont plus souvent faim que les supérieures. Les époques d'apparition de la faim sont plus rapprochées chez les oiseaux granivores (passereaux, gallinacés), que chez les oiseaux de proie, chez les herbivores que chez les carnivores. Les solipèdes et les ruminants mangent presque constamment quand ils sont dans des pâturages. Les intervalles entre les repas sont de plus en plus grands à mesure qu'on se rapproche de l'homme.

Race. — La faim se renouvelle plus souvent chez les races inférieures que chez les supérieures. Les levriers et les chiens de chasse par exemple, ont toujours faim, tandis que les caniches se contentent de faire deux repas par jour. Les vétérinaires que j'ai consultés m'ont affirmé qu'une race est d'autant plus vorace qu'elle est moins intelligente.

Les anciens mangeaient beaucoup plus souvent que nous, exemple : les Romains, les Grecs, les Perses, les Hébreux. Sans remonter si haut, nos pères faisaient beaucoup plus de repas que nous.

Chez les races inférieures actuelles, la faim est insatiable.

Les voyageurs et les missionnaires s'accordent à constater la gloutonnerie des sauvages sous toutes les latitudes, même sous l'équateur. Certaines tribus sont tellement affamées qu'elles peuvent manger pendant quatre jours de suite en prenant à peine le temps de dormir. Chez la plupart des sauvages, les questions de paix et de guerre sont décidées au milieu des festins. D'ailleurs, nos paysans actuels ne discutent-ils pas les questions d'intérêt à table.

Parmi les races européennes, les Suisses et les Allemands ne font pas moins de cinq repas, savoir : A 8 heures, à 10 heures du matin, à 1 heure, à 4 heures et à 8 heures du soir. Cet appétit des Allemands tient à la race et non au milieu puisque les bonnes allemandes, de l'avis des placeuses de Paris, ne sont jamais rassasiées. Les Anglais font quatre repas, à 8 heures, à 2 heures, à 6 heures, à 9 heures et sur ces quatre repas trois sont à la viande.

Dans une même société, les paysans et les ouvriers mangent plus souvent que les commerçants, etc. En effet, les premiers font quatre repas, tandis que les seconds n'en font que trois et même deux.

Sexe. — D'après les renseignements qui m'ont été fournis par les directrices de salles d'asile, les petites filles auraient plus souvent faim que les petits garçons.

Beaucoup d'hommes ne font que deux repas par jour, tandis que la plupart des femmes en font quatre : petit déjeuner, déjeuner, goûter, dîner.

De même, parmi les vieillards, les femmes font plus de repas que les hommes. C'est ce qu'on observe dans les hospices pour la vieillesse où les hommes mangent trois fois par jour, tandis que les femmes qui, réglementairement ne devraient pas manger plus souvent, distraient de chacun de leur repas une certaine quantité d'aliments qu'elles consomment dans l'intervalle de telle façon qu'elles doublent et même qu'elles triplent le nombre de leurs repas.

Age. — La sensation de la faim est plus vive et plus fréquente chez les jeunes animaux que chez les adultes. Les oiseaux au nid mangent à des intervalles très-rapprochés. D'après M. Colin, un jeune moineau n'est rassasié qu'autant qu'il a l'estomac et l'œsophage littéralement bourrés d'aliments ; seulement il a encore faim une heure après, si bien qu'il peut ainsi s'emplir l'estomac douze fois dans une journée.

De même chez l'enfant nouveau-né, la faim réapparaît fréquemment. D'après M. Odier, le nombre des tetées est de 10 pendant les quatre premiers jours, de 9 pendant le premier mois, de 7 pendant les deuxième et troisième mois, de 6 pendant le quatrième. L'intervalle des tetées doit être de deux heures pendant les quinze premiers jours puis de trois heures, puis de quatre h., de cinq à six mois.

Dans les salles d'asile, les enfants de 2 à 3 ans ont plus souvent faim que ceux de 6 à 7 et mangeraient toute la journée, si on ne les rationnait pas. Les enfants de 10 ans digèrent très-vite et ont faim deux heures après un bon repas.

Les adolescents éprouvent le besoin de manger plus souvent que les adultes. Le nombre des repas qui est de quatre dans les lycées est de deux dans les casernes. Nous avons déjà dit que beaucoup d'hommes adultes ne mangeaient que deux fois dans l'espace de 24 heures.

Les vieillards ont plus souvent faim et mangent parfois plus que les adultes. Les cas de boulimie sont fréquents à la Salpêtrière et à Bicêtre. Nous connaissons plusieurs octogénaires qui demandent à manger toutes les heures. » La plupart des auteurs, dit M. Fonssagrive, ont reconnu la nécessité de nourrir les vieillards dans les maladies et les convalescences et ont fait ressortir l'analogie qui existe sous ce rapport entre la médecine des gens âgés et celle des enfants. »

Constitution. — Les faibles ont plus souvent faim que les forts. Les enfants chétifs des crèches et des salles d'asile crient toujours la faim. On comprend d'ailleurs, que plus un individu est en retard au point de vue de l'évolution, plus il a besoin de manger pour évoluer. Les individus qui ont la tête petite, et la partie inférieure de la face très-développée sont très-voraces. Le besoin de manger nous paraît être en rapport avec la grandeur proportionnelle de la bouche qui, ainsi que nous l'avons vu en anatomie, est en raison inverse de l'évolution. Les petits mangent proportionnellement et souvent absolument plus que les grands. C'est ce que les vétérinaires observent chez les chiens et chez les chevaux. C'est ce qu'il est facile d'observer chez les hommes. En effet, on sait que la ration du cavalier est la même que celle du fantassin, ce qui prouve que ce dernier, mange plus que le premier, eu égard à sa taille et à son poids.

Dans les salles d'asile et dans les écoles, les enfants intelligents sont moins affamés que les autres. Tout le monde connait la voracité des idiots qui ne sont jamais rassasiés. D'après mes renseignements, les blonds mangeraient plus souvent que les bruns. On m'a assuré aussi que les dévots étaient plus talonnés par la faim et mangeaient plus souvent que les autres hommes.

En général les hommes de science sont plus sobres que les hommes de lettres et les artistes. On connaît la sobriété des encyclopédistes et des hommes de la Révolution.

Circonstances physiologiques.— Toutes les circonstances qui diminuent la nutrition générale de l'organisme, soit en augmentant les dépenses, soit en diminuant les recettes, augmentent l'appétit.

Alimentation. — L'abstinence est la cause même de la faim. On connaît la voracité des enfants qui ont souffert de la faim ou des individus qui sont restés plusieurs jours sans manger. Pour la même raison les chiens des pauvres sont toujours affamés.

Grossesse. — Les femmes enceintes ayant à pourvoir à la formation d'un embryon ont plus souvent faim et mangent plus que les autres femmes.

Locomotion. — La réparation étant en raison du travail, les ouvriers et les paysans qui dépensent une grande quantité de force en travaillant douze heures par jour font quatre repas par jour, tandis que les rentiers n'en font que trois. Pour la même raison, la faim est provoquée par les exercices violents tels que la gymnastique, la chasse, etc.

Circonstances mésologiques. — *Jour.* — La nutrition générale est moins intense le matin que le soir; aussi mange-t-on toujours beaucoup plus à déjeuner qu'à dîner.

Saison. — Les dépenses organiques étant accrues par le froid, on a plus d'appétit et l'on mange plus l'hiver que l'été.

Climat. — Pour la même raison les habitants des pays froids ont une faim plus vive et mangent plus souvent que ceux des pays chauds.

Circonstances pathologiques. — Les maladies ayant pour effet de diminuer la nutrition, les convalescents ont d'autant plus d'appétit qu'ils ont perdu plus de poids. Aussi la faim est-elle insatiable et le nombre des repas est-il considérable durant la convalescence des maladies aiguës. Un nouveau-né qui relève de maladie réclame le sein tous les quarts d'heure. Les individus atteints de paralysie générale mangeraient toute la journée. Certaines maladies qui diminuent les recettes, comme le tænia par exemple, augmentent l'appétit.

Conclusion. — La fréquence de la faim et le nombre des repas étant plus grands chez les espèces et les races inférieures que chez les supérieures, chez le sexe féminin que chez le sexe masculin, chez l'enfant et chez le vieillard que chez l'adulte, chez le faible, le petit, l'idiot que chez le fort, le grand, l'individu intelligent, sont *en raison inverse de l'évolution.*

De plus, ils sont *en raison inverse de la nutrition* puisqu'ils sont augmentés par les circonstances qui diminuent la nutrition : abstinence, grossesse, travail, fatigue, matin, etc.

GOURMANDISE.

La gourmandise est un vice qui dérive de la faim et dont les physiologistes ont eu tort, selon moi, d'abandonner jusqu'ici l'étude aux moralistes. Si je crois devoir traiter ici cette question, c'est afin de démontrer que ma méthode est applicable à la psychologie qui n'est pas autre chose, suivant la juste expression de M. Vulpian, que la physiologie du cerveau. Qu'on ne me dise pas que la gourmandise n'est pas un sujet sérieux d'étude; je répondrais qu'il n'y a pas de sottes études et qu'il n'y a que de sots étudiants. Si je devais donner une définition de la gourmandise, qu'il est plus facile d'étudier que de définir, je dirais, avec l'avare de Molière, que le gourmand vit pour manger tandis que l'homme sobre mange pour vivre. Enfin, il importe de ne pas confondre le gourmand avec le gourmet, qui sait goûter ce qu'il mange, mais qui ne s'empiffre jamais.

CIRCONSTANCES ANATOMIQUES. — *Espèces.* — Nous avons constaté, en parlant de la faim, la voracité et la gloutonnerie des espèces inférieures : larves, oiseaux, etc. Nous avons vu que les oiseaux étaient plus voraces que les mammifères et que l'homme était le moins vorace de ces derniers. J'affirme que nos animaux domestiques sont beaucoup plus gourmands que les plus gourmands d'entre nous. J'ai une chienne qui pleure pendant une demi-journée devant des biscuits et qui témoigne une joie folle quand on lui en donne un. Les chiens de salon, les chiens de riches sont aussi gourmands que leurs maîtres. On connaît la gourmandise de l'ours du Jardin des Plantes.

Races. — Les races intelligentes sont moins gourmandes que les autres. Les caniches par exemple sont moins voraces que les levriers.

Les anciens étaient très-gourmands ; exemple : les Grecs, les Perses, les Hébreux, les Romains inventeurs du *vomitorium*. On connaît la gourmandise fabuleuse de Vitellius qui faisait quatre grands repas par jour, de Domitien, d'Héliogabale, de Néron qui tenait table de midi à minuit.

Parmi les races actuelles, le nègre aime beaucoup les sucreries, le sirop, les gâteaux de sucre et d'amandes pilés. Quand un nègre des Antilles, m'a dit M. le docteur Napias, veut parler d'une chose douce ou agréable, il se sert de cette phrase proverbiale : « ça doux passé sirop » ce qui veut dire « plus doux que le sirop. » Les Chinois mangent constamment des pâtisseries et des sucreries (E. Madier de Montjau). Les Japonais sont moins gourmands que les Chinois. Les Turcs sont très-gourmands et adorent le sucre. Il en est de même des Grecs, et des orientaux en général.

Avant d'étudier la gourmandise dans les différentes races européennes, je dois ouvrir une parenthèse pour dire que les nombreux renseignements que je vais donner dans le cours de mon travail résultent d'une enquête très sérieuse que j'ai faite : 1° auprès de gourmets et de gourmands très-compétents ; 2° auprès de pâtissiers, de confiseurs et de restaurateurs de divers quartiers, bien à même de remplir le questionnaire très-complet que je leur avais adressé.

Les Allemands sont plus gourmands que les Anglais, ceux-ci que les Italiens, ces derniers que les Français. Les Anglais consomment 27 kilos de sucre par habitant, les Français n'en consomment que 7. Toutes les placeuses vous diront que les bonnes allemandes sont extrêmement gourmandes et s'empiffrent constamment. En 1870-71, mon père avait chez lui des soldats prussiens qui étaient très-bien nourris et qui cependant ont poussé la goinfrerie jusqu'à manger en cachette toute une marmite de cambouis (graisse noire et rance destinée aux roues de voiture). Les Flamands sont gloutons, paraît-il. Les Italiens aiment beaucoup les vins sucrés, les pâtisseries, les glaces, les sorbets. Un Napolitain qui vient de faire un bon repas dévore très-bien des pyramides de pâte sèche.

Familles. — Si l'on considère les différentes classes de la société, on voit qu'une classe est d'autant plus gourmande qu'elle est moins active et intelligente. Paris est la ville où l'on travaille le plus et où l'on est le moins gourmand. Les bourgeois de Paris vont au théâtre, voyagent, etc., en un mot mènent une vie assez intelligente ; au contraire, le bourgeois de province dépense tous ses revenus en festins. Les bons repas qui durent deux heures à Paris en durent cinq et six en province.

Il ne faudrait pas croire que les classes pauvres ne sont pas gourmandes. Parmi les individus inscrits au bureau de bienfaisance, beaucoup gaspillent en friandises les secours qu'ils reçoivent en argent. Les mendiants, les fainéants sont gourmands et souffrent de ne pouvoir satisfaire leur gourmandise.

La gourmandise n'existe pas chez les classes intelligentes et travailleuses qui forment les nouvelles couches sociales. Mais on la retrouve chez les anciennes classes dirigeantes qui sont en pleine voie de dégénérescence. On connaît la gloutonnerie historique des Bourbons. Pendant que les fils du peuple travaillent, pendant que les jeunes gens des classes moyennes s'instruisent, les fils des classes riches et fainéantes, les petits crevés mangent des petits gâteaux.

Sexe. — Le sexe féminin est plus gourmand que le masculin. Tous les renseignements que j'ai pu recueillir sont unanimes sur ce point. Les petites filles sont plus gourmandes que les petits garçons ; les femmes sont plus gourmandes que les hommes (Brillat-Savarin). Elles ont un goût particulier pour les gâteaux, les chatteries, les sucreries.

Age. — Les enfants sont plus gourmands que les adultes. Dès qu'une petite ouvrière a un sou, elle court acheter un gâteau. Les hommes les plus sobres ont été gourmands pendant leur jeune âge et se sont donné des indigestions de friandises, dragées, etc.

Les vieillards sont plus gourmands que les adultes et montrent une grande prédilection pour les plats sucrés.

Constitution. — La gourmandise est plus commune chez les faibles que chez les forts, chez les blonds que chez les bruns, chez les petits que chez les grands, chez les fantassins, par exemple, que chez les cavaliers.

Le gourmand type a tous les caractères d'infériorité anatomiques et physiologiques : il est microcéphale, dolichocéphale, prognathe, etc. Chez lui les appareils locomoteur et cérébral, sont peu développés, et la vie végétative l'emporte sur la vie animale.

Au point de vue psychologique, il a tous les caractères d'infériorité morale et intellectuelle. La gourmandise, étant un caractère d'infériorité, se trouve souvent associée aux autres vices qui sont, comme elle, des caractères d'infériorité. C'est ainsi qu'elle est fréquente chez les égoïstes et plus commune chez les célibataires que chez les gens mariés. De même, elle va souvent de concert avec la paresse, l'oisiveté et l'on peut dire d'une façon générale qu'un homme est d'autant moins gourmand qu'il est plus actif. Elle est souvent unie à la luxure et, pour cette raison, habituelle chez les filles publiques. Les bonnes libertines sont en général gourmandes. Il en est de même des grisettes.

En somme, tous les vices vont ensemble et sont tous en raison inverse de l'évolution. On comprend d'ailleurs que, toutes les parties évoluant également, suivant que cette évolution est en avance ou en retard, tous les caractères d'infériorité se trouvent réunis chez les individus inférieurs et tous les caractères de supériorité chez les supérieurs.

Comme nous l'avons dit, le gourmand présente des caractères d'infériorité intellectuelle. La gourmandise correspond à un état intellectuel inférieur. Elle est à son maximum chez l'idiot et d'autant moins prononcée que l'individu est plus intelligent. Tous les gourmands ne sont pas complétement dénués d'intelligence, mais tous les idiots sont gourmands. Dans les asiles et écoles, les enfants intelligents sont moins gourmands que les autres et ne tiennent pas aux sucreries, etc. De même, les adultes intelligents qui travaillent beaucoup du cerveau ne sont pas gourmands. C'est une des raisons pour lesquelles les Parisiens sont moins gourmands que les provinciaux et n'ont que trois plats à leurs repas tandis que ceux-ci en ont quatre et cinq.

Au contraire, les dévots sont en général très-gourmands. Nous verrons plus loin que les plus gourmands de tous les hommes sont les prélats. On connaît la gourmandise des moines du moyen âge qui, suivant Rabelais, « tenoient tous *gaster* pour leur grand Dieu, l'adoroient comme Dieu, lui sacrifioient comme à Dieu omnipotent. » (Pentagruel). On cite de même la gourmandise des bernardins, des abbés de l'ancien régime et des religieuses actuelles qui raffolent de bonbons. La chartreuse, la bénédictine, les pets de nonne et autres excellentes choses ont été inventés par des religieux. Dans les menus des repas d'évêques, des dîners de conférences, etc., les plats sucrés jouent un très-grand rôle. « Les cuisiniers du clergé ont reculé les limites de l'art. » (Brillat Savarin). Nous verrons, quand nous étudierons la psychologie, que l'esprit de superstition étant en raison inverse de la nutrition, les dévots qui se livrent à la gourmandise se perdent bientôt par où ils pêchent et ne tardent pas à laisser la foi de leurs pères au fond des plats qu'ils ont vidés.

Cependant nous ne prétendons pas que certains libres penseurs ne soient pas gourmands; mais ce sont en général des esprits légers et superficiels. C'est ainsi qu'on trouve des gourmands parmi les romanciers, exemple Alexandre Dumas père. Les gens de lettres sont en général gourmands (Brillat Savarin); il en est de même des artistes et des hommes de loi. Cela tient à ce que la culture exclusive des lettres, des arts ou du droit, exerce des facultés cérébrales qui sont relativement inférieures.

Au contraire, la culture des sciences développant les facultés les plus élevées de l'intelligence, les hommes qui s'y livrent ne sont pas gourmands. Les hommes de science sont donc moins gourmands que les hommes de lettres et les étudiants en médecine, que les étudiants en droit. Les observateurs, les expérimentateurs, les créateurs, les inventeurs, tous les savants qui font avancer la science, sont, en général, d'une grande sobriété. De Humboldt, pendant son séjour à Paris, mangeait invariablement à dîner, un vermicelle, une poitrine de mouton et un haricot. A Paris, il y a proportionnellement moins de pâtissiers dans le quartier des écoles que dans les autres quartiers. Brillat Savarin accuse les médecins d'être gourmands. Cette accusation est juste en ce qui concerne les médecins artistes ou hommes de lettres comme le docteur Véron, par exemple, mais fausse en ce qui concerne les biologistes qui se tiennent au courant de la science et travaillent à la faire progresser.

Professions. — L'enquête que nous avons faite nous permet de classer les différentes professions suivant le degré de gourmandise de ceux qui les exercent. On verra que ce classement s'accorde parfaitement avec ce que nous avons dit des rapports qui existent entre l'intelligence ou plutôt le défaut d'intelligence et la gourmandise.

Gourmands : 1° prélats, curés ; 2° diplomates ; 3° magistrats assis ; 4° magistrats debout ; 5° hauts fonctionnaires (conseillers d'État, conseillers à la Cour des comptes, etc.) ; 6° banquiers, financiers ; 7° gens oisifs, propriétaires, rentiers, bourgeois ; 8° artistes, hommes de lettres.

Sobres : agriculteurs, industriels, commerçants, savants. En résumé tous les vrais travailleurs sont sobres et la gourmandise ne se rencontre que chez ceux qui n'ont pas grand'chose ou qui n'ont rien à faire.

Circonstances physiologiques. — *Alimentation.* — Le défaut d'aliments augmente la gourmandise. Généralement on désire d'autant plus une chose qu'on en est plus privé. Les collégiens qui se donnent des indigestions de pommes vertes au lycée, ne touchent pas aux pommes mûres quand ils sont en vacances.

Locomotion. — Le défaut d'exercice produit ou accroît la gourmandise. Nous avons vu que les oisifs étaient gourmands et que les travailleurs, au contraire, étaient sobres.

Innervation. — Nous avons constaté aussi que la gourmandise était commune chez les gens qui, soit inintelligence, soit fainéantise, n'exercent pas leur cerveau. Sous l'empire, les officiers supérieurs qui ne travaillaient pas étaient d'autant plus gourmands que leur grade était plus élevé. Au contraire, le travail cérébral et l'exercice de la partie antérieure du cerveau, siége des facultés les plus élevées, a pour effet de prévenir ou de diminuer la gourmandise. Voilà pourquoi les hommes de progrès sont moins gourmands que les réactionnaires.

En général, un homme est d'autant moins gourmand qu'il est plus intelligent. Aussi faut-il distinguer parmi les diverses catégories d'individus cités plus haut. Parmi les artistes, par exemple, les musiciens qui sont les moins intelligents sont les plus gourmands; parmi les musiciens, les ténors sont plus gourmands que les barytons et les basses; de même, parmi les artistes dramatiques, les jeunes premiers sont plus gourmands que les autres et consomment une grande quantité de meringues, de glaces aux fruits, d'omelettes aux confitures, etc. Les peintres sont plus gourmands que les sculpteurs; parmi les peintres les peintres de genre sont plus gourmands que les paysagistes.

Parmi les femmes, les modistes sont plus gourmandes que les couturières et « font des bassesses » pour les petits gâteaux et les mets sucrés. « Les ateliers de modes sont témoins de véritables orgies de babas et d'éclairs. »

Menstruation. — Elle accroît la gourmandise.

Grossesse, — Il en est de même de la grossesse, ainsi que tous les médecins l'ont constaté.

CIRCONSTANCES MÉSOLOGIQUES. — *Température.* — Les habitants des pays chauds aiment plus les sucreries que ceux des pays froids. Les femmes turques mangent des confitures de roses toute la journée. Les Turcs, les Grecs, les Orientaux en général consomment des sucreries à foison. Les Grecs mangent du *loukoum* (pâte de sucre soufflée) à la rose, à la fleur d'oranger, etc. Les Italiens absorbent une très-grande quantité de vins sucrés et de sorbets. Les Marseillais consomment aussi une grande quantité de fruits confits, limonade, sucreries. A Marseille on trouve très-peu de marchands de vin et beaucoup de liquoristes qui ne vendent que des liqueurs douces. Les confiseurs sont aussi très-nombreux dans le midi.

CIRCONSTANCES PATHOLOGIQUES. — Certains malades, comme les individus atteints de paralysie générale, par exemple, sont extrêmement gourmands.

Conclusion. — La gourmandise étant plus grande chez les espèces et les races inférieures que chez les supérieures, chez la femme que chez l'homme, chez l'enfant et le vieillard que chez l'adulte, chez le faible, le petit, l'idiot que chez le fort, le grand, l'individu intelligent, est *en raison inverse de l'évolution.*

De plus elle est, *en raison inverse de la nutrition,* puisqu'elle est accrue par les circonstances qui diminuent la nutrition : défaut d'exercice, oisiveté, menstruation, et diminuée par les circonstances qui augmentent la nutrition : exercice physique et intellectuel.

Nous verrons, quand nous en serons à la *morale,* que tous les vices en général sont en raison inverse de la nutrition et de l'évolution, tandis que les vertus, au contraire, sont en raison directe.

POIDS RELATIF.

Il est intéressant de comparer le poids des aliments ingérés chaque jour par un animal au poids de cet animal lui-même, et de déterminer la ration alimentaire consommée par les divers individus dans les divers milieux.

Espèces.— Plus un animal est inférieur, plus vite il s'accroît, plus tôt il fonctionne, plus, par conséquent, il a besoin d'absorber d'aliments proportionnellement à la masse de son corps. Les larves, les chenilles mangent chaque jour plus que leur poids d'aliment. Les herbivores consomment relativement à leur poids une masse d'aliments plus grande que les carnivores. Nous verrons plus loin que l'alimentation des êtres inférieurs est végétale et l'on sait que la ration alimentaire est d'autant plus pesante chez les omnivores qu'il entre plus de végétaux dans sa composition.

Races. — Ce que nous avons dit des espèces s'applique aux races qui mangent d'autant plus, relativement à leur poids, qu'elles sont plus inférieures. Une petite race absorbe proportionnellement plus d'aliments qu'une grande. Chez M. Bourrel, vétérinaire à Paris, j'ai constaté qu'un chien pesant 1 kilogr. mangeait 100 gr. de viande par jour, tandis qu'un autre chien pesant 43 kilogr. c'est-à-dire 43 fois plus n'en mangeait que 500 gr. c'est-à-dire 5 fois plus. Ainsi le petit chien consommait la dixième partie du poids de son corps et le gros la quatre-vingt-sixième partie seulement ; le petit mangeait donc proportionnellement presque neuf fois plus que le gros. De même les marchands de chevaux savent qu'un petit cheval consomme, eu égard à son poids, bien plus qu'un grand. Une conclusion pratique ressort de ce fait, c'est qu'au point de vue du rendement, il est beaucoup plus avantageux d'avoir un gros cheval qu'un petit.

Age. — Un animal mange un poids relatif d'aliments d'autant plus grand qu'il est plus jeune et que son propre poids est moins élevé. « L'accroissement si rapide des jeunes animaux exige qu'ils consomment relativement à leur poids beaucoup plus de nourriture que les adultes. » (Colin.) Les poulets mangent trois fois plus pour cent que les poules ou les coqs. Le jeune porc consomme d'une manière relative le double de ce qu'absorbe le porc adulte. D'après M. Boussingault, 100 kilogr. de poids vivant de bétail exigent par tête et par jour 3 kilogr. 15 pour de jeunes taureaux, et 0 kilogr. 75 pour le simple entretien de bœufs.

La même chose s'observe chez l'enfant. « Le besoin de nourriture, dit M. Bouchaud, est surtout en rapport avec l'activité de la croissance ; or celle-ci est particulièrement grande pendant les premiers mois et elle se ralentit beaucoup à mesure qu'on approche de la fin de la première année. L'augmentation quotidienne sera beaucoup plus considérable dans les premiers temps que vers un âge avancé.

Après avoir eu son maximum peu après la naissance, elle ira en décroissant avec l'âge, soit comme quantité absolue, soit comme quantité relative. »

D'après MM. Parrot et Robin, un enfant nouveau-né ingère en 24 heures et par kilogramme de son poids, deux fois plus d'azote que l'adulte. Il en rend dix fois moins par l'urine.

Un enfant mange d'autant plus qu'il pèse moins. D'après les observations de M. Bouchaud un enfant qui pèse 3250 gr. à sa naissance absorbe 600 gr. de lait par jour, pendant le premier mois, 650 gr. pendant le second, 700 pendant le troisième, 750 pendant le quatrième, 800 pendant le cinquième, 850 pendant le sixième, 900 pendant le septième, 950 pendant le huitième, 950 pendant le neuvième. Cette alimentation de plus en plus abondante lui procure des gains mensuels de moins en moins élevés puisqu'il gagne 750 gr. le premier mois, 700 le deuxième, 650 le troisième, 600 le quatrième, 550 le cinquième, 500 le sixième, 450 le septième, 400 le huitième, 350 le neuvième, etc. Ainsi pendant les sept premiers mois, son alimentation s'accroît de 1500 grammes par mois et son gain diminue de 50 grammes. Si l'on divise le poids de l'enfant au commencement de chaque mois par le poids de lait qu'il a absorbé par jour pendant le mois, on trouve que l'enfant consomme par jour un poids de lait représentant les 6,66 de son poids pendant le premier mois, les 7,23 pendant le second, les 7,64 pendant le troisième, les 7,93 pendant le quatrième, les 8,12 pendant le cinquième, les 8,23 pendant le sixième, les 8,27 pendant le septième,les 8,26 pendant le huitième, les 8,63 pendant le neuvième.

Il résulte de ces chiffres que l'utilisation des aliments et le profit retiré de l'alimentation sont de moins en moins grands à partir de la naissance. En effet, si l'on recherche le poids de lait nécessaire pour faire augmenter le poids du corps d'un gramme pendant les premiers mois de la vie, on voit que, pendant le premier mois, pour produire un gramme de gain, il faut 24 gr. de lait; pendant le deuxième mois il en faut davantage, soit 27,8; pendant les mois suivants il en faut de plus en plus, soit: 32,3 pendant le troisième mois, 37,5 pendant le quatrième, 43,6 pendant le cinquième, 53 pendant le sixième, 60 pendant le septième, 71,2 pendant le huitième, 81,4 pendant le neuvième. J'ai fait le même calcul avec les chiffres fournis par M. Odier et je suis arrivé au même résultat. Ces chiffres me paraissent prouver que l'utilisation des aliments, c'est-à-dire l'absorption et l'assimilation sont *en raison inverse de l'évolution.*

Le poids des aliments comparé au poids du corps diminue avec les progrès de l'âge. Tandis que le nouveau-né, ainsi que nous l'avons vu, absorbe chaque jour plus du sixième du poids de son corps, l'adulte n'en consomme que du vingt au vingt-cinquième. En effet, l'adulte pèse de 65 à 70 kilos et sa ration d'entretien est de 2 k. 500 à 3 k.

Constitution. — Les petits et les faibles mangent proportionnellement plus que les grands et les forts. La ration alimentaire étant la même pour les cuirassiers que pour les fantassins, on comprend que ceux-ci, eu égard à leur poids, mangent beaucoup plus que les premiers.

Circonstances physiologiques. — Toutes les circonstances qui augmentent les dépenses de l'organisme entraînent par cela même une augmentation de recettes et une élévation de poids relatif d'aliments. Parmi ces circonstances je citerai la grossesse, la lactation, la locomotion.

D'après M. Boussingault, 100 kilog. de poids vivant de bétail exigent par tête et par jour 2 kilog. à 3 kilog. 12 pour des vaches laitières, 2 kilog. pour des bœufs d'attelage et 0 kilog. 75 seulement pour des animaux qu'on ne fait pas travailler et qui ne donnent pas de lait.

La ration de paix qui est de 1417 gr. pour le soldat français est portée à 1438 gr. en temps de guerre. Volz qui mangeait par jour du vingt-cinquième au vingt-troisième du poids de son corps, quand il prenait beaucoup d'exercice, en mangeait le vingtième.

Circonstances mésologiques. — L'hiver, les climats froids augmentent les dépenses et aussi les recettes qui sont diminuées au contraire par l'été et les pays chauds.

Circonstances pathologiques. — Un convalescent mange plus qu'un bien portant

Conclusion. — Le poids relatif des aliments étant plus élevé chez les espèces et les races inférieures que chez les supérieures, chez les jeunes que chez les adultes, chez les faibles que chez les forts, est en *raison inverse de l'évolution.*

De plus, ce poids étant accru par les circonstances qui augmentent les dépenses et diminuent la nutrition générale de l'organisme est en raison de la dénutrition et par conséquent *en raison inverse de la nutrition.*

POIDS ABSOLU.

Le poids absolu d'aliments, à l'inverse du poids relatif, serait en raison directe de la nutrition et de l'évolution, si la nature des aliments était toujours la même ; mais, comme l'alimentation, ainsi que nous le verrons plus loin, est végétale chez les êtres inférieurs et animale chez les supérieurs, il en résulte que la comparaison du poids absolu au relatif, doit porter non sur la ration alimentaire qui est lourde ou légère suivant qu'elle est végétale ou animale, mais sur la quantité de principes azotés et hydrocarbonés ingérés sous forme d'aliments.

Nous avons vu, dans nos études d'anatomie comparée, que l'excrétion d'urée était en raison directe de la nutrition et de l'évolution ; il en résulte que la quantité d'azote ingérée doit être aussi en raison de la nutrition et de l'évolution. S'il en était autrement, la perte en azote ne serait pas compensée par le gain et l'organisme subirait un déficit constant en matière azotée. Nous verrons, d'autre part, que la chaleur animale et la production de travail musculaire ou nerveux sont en raison de la nutrition et de l'évolution ; comme il doit toujours y avoir équilibre entre les dépenses et les recettes, il en résulte que l'ingestion des principes hydrocarbonés qui sont destinés à réparer les dépenses de force en chaleur et en travail doit être aussi en raison directe de la nutrition et de l'évolution.

Espèces. — La ration alimentaire des espèces supérieures est plus riche en azote et en principes hydrocarbonés que celle des espèces inférieures.

Race. — Le blanc consomme plus d'azote et de principes hydrocarbonés que les hommes de race inférieure. C'est une des raisons pour lesquelles la puissance musculaire et cérébrale de l'Européen est supérieure à celle des autres hommes. Comparez les rations alimentaires de l'Anglais et de l'Américain à celles de l'Hindou et du Peau-Rouge et vous verrez que les vainqueurs absorbent deux fois plus d'azote et de matière hydrocarbonée que les vaincus. Nous mangeons moins souvent que nos pères, mais, en somme ; nous nous nourrissons mieux qu'eux.

En France, les Bourguignons mangent plus que les Bretons et produisent plus qu'eux. Les Parisiens qui sont les premiers travailleurs du monde sont aussi les plus grands mangeurs de viande, ainsi que nous le verrons plus loin. Les classes inférieures et moyennes qui s'élèvent par le travail ont une alimentation moins raffinée mais plus riche que les classes fainéantes qui sont en voie de dégénérescence. Partout la richesse de l'alimentation en azote, hydrogène et carbone est en rapport avec l'activité du travail.

Sexe. — A tous les âges de la vie le sexe masculin mange plus que le féminin. L'Assistance publique sait que les garçons coûtent plus cher à nourrir que les filles, et que les journées d'hôpital ou d'hospice sont plus onéreuses pour les adultes et pour les vieillards hommes que pour les femmes. Chez nos animaux domestiqus le mâle mange toujours plus que la femelle.

Age. — L'adulte absorbe plus d'azote et de matière hydrocarbonée que l'enfant et le vieillard. Chez le nouveau-né, les tetées sont de moins en moins nombreuses, mais de plus en plus abondantes. De même, l'adulte fait moins de repas que l'enfant. mais en somme mange davantage.

Constitution. — Les forts mangent plus que les faibles. Les habitants des villes sont plus avancés en évolution que ceux des campagnes et mangent plus qu'eux. L'ouvrier travaille encore plus que le paysan et se nourrit mieux que lui. Les agriculteurs, les industriels, les commerçants, les savants sont moins gourmands que les ecclésiastiques, les diplomates, les magistrats, etc., mais absorbent, sous forme d'aliments, une plus grande quantité de force qu'ils transforment en travail. Les hommes supérieurs sous le rapport de l'intelligence ont, en général, « un beau coup de fourchette. » Les enfants intelligents mangent plus que les autres.

Côté. — Le côté droit étant plus volumineux, plus chaud, plus actif et excrétant plus d'urée que le gauche, doit s'assimiler plus d'azote, d'oxygène, etc, que lui.

Circonstances physiologiques. — *Locomotion.* — Le travail musculaire augmente la ration alimentaire dans des proportions considérables. Un homme au repos perd, pour l'entretien de la vie, une certaine quantité de force et de matière qu'il ne peut recouvrer qu'en absorbant, par exemple, un kilogramme de pain et 300 grammes de viande. Voilà la ration d'entretien. Quant à l'homme qui travaille, il doit manger d'abord ce que prend l'homme au repos et en outre il doit absorber sous forme d'aliments cinq fois la quantité de force qu'il a dépensée en travaillant puisque le rendement de la machine humaine est de 18 0/0 et qu'un cinquième seulement de la force absorbée par un homme se transforme en travail. Si, par exemple, il a soulevé un poids de 260,000 kilogrammes à un mètre de haut, comme, d'après le calcul du chimiste Frankland, de Londres, la quantité de force dépensée dans ce travail peut être fournie par 225 grammes de pain et 50 grammes de viande, il faudra qu'il mange 1,125 grammes de pain et 250 grammes de viande en sus de la ration de l'homme au repos, c'est-à-dire qu'il faudra qu'il mange dans sa journée 2,125 grammes de pain et 550 grammes de viande.

Travail cérébral. — Ce que nous venons de dire du travail musculaire s'applique au travail cérébral. Un homme de cabinet qui travaille douze et quinze heures par jour dépense encore plus de force qu'un manœuvre et doit manger en proportion de son travail.

Circonstances mésologiques. — *Climats.* — L'homme des pays chauds mange moins que celui des pays froids. La richesse de l'alimentation en principes azotés et hydrocarbonés augmente à mesure qu'on va de l'équateur au pôle. Rapprochez la sobriété de l'Oriental, de l'Arabe, de l'Espagnol, etc., de la voracité de certains Esquimaux qui absorbent chaque jour 24 livres d'aliments très-riches en matières azotée et hydrocarbonée : poisson de mer, huiles de phoque, etc. (Belcher.)

Saison. — Chez les animaux à température fixe, l'activité nutritive est beaucoup plus considérable en hiver qu'en été. Les boulangers et les bouchers savent que la consommation de viande et de pain est beaucoup plus considérable pendant les mois froids que pendant les chauds.

Bord de la mer. — Dans nos départements maritimes, les populations du littoral sont plus avancées en évolution et mangent davantage que celles de l'intérieur des terres.

Conclusion. — Le poids d'azote, d'hydrogène et de carbone, entrant dans l'alimentation, étant plus grand chez les espèces et les races supérieures que chez les inférieures, chez le sexe masculin que chez le féminin, chez l'adulte que chez l'enfant et le vieillard, chez le fort que chez le faible, est *en raison directe de l'évolution.*

De plus, ce poids étant accru par les circonstances qui augmentent la nutrition : travail musculaire et cérébral, climat froid, hiver, bord de la mer, et diminué par les circonstances qui diminuent la nutrition : défaut d'exercice, physique et intellectuel, pays chaud. été. est *en raison directe de la nutrition.*

ALIMENTATIONS ANIMALE ET VÉGÉTALE.

Espèce. — Je n'étudierai pas successivement les diverses sortes d'aliments et je me contenterai d'envisager d'une façon générale les aliments animaux et végétaux. En général, les espèces inférieures sont herbivores et les supérieures carnivores. « Les animaux carnivores sont toujours plus forts, plus hardis, plus belliqueux que les herbivores qui deviennent leur proie (Liebig). » De même, les espèces frugivores sont moins fortes et moins intelligentes que les carnivores. Les grenouilles qui se nourrissent de matières végétales lorsqu'elles sont à l'état de têtard, deviennent au contraire carnassières lorsqu'elles ont achevé leur métamorphose. Considérons les primates : l'homme qui est le premier de tous est le seul qui mange de la viande.

Race. — Helvetius prétend que l'homme doit être carnivore, J.-J. Rousseau soutient, au contraire, qu'il est herbivore. La vérité est que l'homme est d'abord herbivore comme les anthropoïdes, comme les primates en général, et tend à devenir carnivore à mesure qu'il évolue. L'homme préhistorique était donc herbivore et frugivore. Plus tard, l'invention des instruments de pierre lui permit de se livrer à la chasse et à la pêche. Enfin, la domestication de certains animaux lui fournit une provision constante de viande. C'est ainsi que, d'herbivore qu'il était, il devint omnivore. Mais pendant longtemps la viande ne joua qu'un rôle très-secondaire dans l'alimentation des races supérieures. Ce n'est que depuis un siècle que ce rôle a augmenté dans des proportions telles que l'Européen actuel est beaucoup plus carnivore qu'herbivore. En France, par exemple, l'alimentation qui était presque exclusivement végétale il y a cent ans, tend à devenir de plus en plus animale. La consommation de la viande de boucherie qui était en moyenne de 19 kilog. par tête, de 1812 à 1829, s'est élevée à 20 kilog. en 1840 et à 25 kilog. en 1875. Nos paysans qui, en 1840, ne mangeaient, en fait de viande qu'un peu de porc les jours de fêtes carillonnées, mangent actuellement de la viande de boucherie toutes les semaines. M. de Montalivet, dans sa brochure intitulée : *Un heureux coin de terre,* nous apprend que la commune de Sainte-Bouize qu'il habite, dans le département du Cher, ne possède un boucher que depuis 1863. Dans le département de la Somme la consommation de la viande a doublé depuis 20 ans.

Parmi les races humaines actuellement existantes, les plus inférieures sont herbivores et les supérieures sont carnivores. Les peuples carnivores, comme les Anglais, règnent sur les herbivores comme les Hindous. Les Anglais, en effet, font chaque jour trois repas à la viande. « L'histoire, dit Herbert Spencer, montre en général que les races énergiques et conquérantes sont toujours les races bien nourries. » Or une race ne peut être bien nourrie qu'autant qu'elle est carnivore.

Voici, d'après Maurice Block, la consommation moyenne des divers Etats de l'Europe, par habitant et par an : Espagne, 12 kilog. 900; Belgique, 16; Prusse, 16,923; Autriche, 20; Suède, 20,200; Bavière, 21,100; Angleterre, 27,546; Danemark, 27,640. La consommation est, à Londres, de 52 kilog.; à Vienne, de 57, et à Paris, de 75. D'après Letheby, de toutes les capitales, c'est Paris, qui consomme le plus de viande. Paris consomme, chaque année, proportionnellement, autant de viande de boucherie et de charcuterie que Londres, et de plus 1,600,000 kilog. de viande de cheval. C'est la France qui, de toutes les nations, consomme le plus de viande; en effet, la consommation y est de 15 kilog. dans les campagnes et de 63 kilog. dans les chefs-lieux de département.

Si l'on recherche la quantité de viande consommée par chaque soldat dans les divers Etats de l'Europe, on voit que la ration est de 190 grammes en Autriche, de 200 en Italie et en Russie, de 250 en Belgique et en Hollande, de 277 en Suède, de 300 en France, de 340 en Angleterre, et de 375 en Prusse. Les Anglo-Saxons ne mangent pas de soupe; les Français, au contraire, en mangent trop. D'après M. Morache, la soupe serait « le symbole et une cause de la passivité française, de notre lenteur sur la voie du progrès. »

Sexe. — Les femmes sont moins carnivores et plus herbivores que les hommes. En fait elles mangent moins de viande que nous et recherchent les aliments végétaux (salade, etc.) de préférence aux animaux. En fait de viande elles ont une prédilection pour les viandes blanches (veau, poulet) qui sont moins nourrissantes que les viandes noires (bœuf, mouton, gibier.)

Age. — L'enfant et le vieillard sont moins carnivores que l'adulte. Les enfants et les vieillards mangent proportionnellement plus de pain et de légumes que les adultes.

Constitution. — Les forts excrétant plus d'urée que les faibles sont plus carnivores qu eux. Souvent les faibles ont un dégoût très-prononcé pour la viande, et quand ils se décident à en manger, c'est le plus souvent du veau, ou du poulet.

Les grands mangent plus de viande que les petits. Cela s'explique par l'observation suivante de Herbert Spencer : « Tandis que l'animal a doublé en hauteur et que son aptitude à surmonter des forces a quadruplé, les forces qu'il a à vaincre sont devenues huit fois plus grandes. Par conséquent, pour élever son corps à une hauteur donnée, il faut que ses muscles se contractent avec une intensité double et au prix d'une dépense double de matière. »

Les habitants des villes consomment plus de viande que ceux des campagnes. Tandis que la consommation est de 15 kilog. à la campagne, elle est de 65 kilogr. dans les chefs-lieux. D'après M. Le Play, les paysans du Maine ne mangent de la viande que deux fois par an, ceux du Morvan n'en mangent qu'une fois et beaucoup de Bretons n'en mangent jamais. Au contraire, les ouvriers des villes en consomment tous les jours et ceux de Paris deux fois par jour.

Les départements qui consomment le plus de

viande sont la Seine 55 kilogr., Seine-et-Oise 35, le Rhône 33, la Gironde 30, et la Meuse 29. Le département qui en consomme le moins est la Creuse 9 kilogr.

Les classes riches consomment plus de viande que les pauvres. C'est ce qui nous explique pourquoi la consommation qui est de 75 kilogr. par tête à Paris s'élève à 82 à Versailles et à 87 à Pau.

Circonstances physiologiques. — *Alimentation.* — La viande est l'aliment le plus nourrissant. La nourriture animale tend à augmenter la quantité de globules rouges du sang qui est diminuée par la nourriture végétale. Aussi l'abstinence de viande produit-elle une diminution de vigueur physique et intellectuelle.

Locomotion. — La consommation de la viande est en raison du fonctionnement de l'appareil locomoteur. Les chiens de chasse et les levriers qui courent beaucoup sont plus carnivores que les chiens de salon qui ne sortent jamais. D'ailleurs, la viande étant l'aliment le plus riche sous le plus petit poids, les mangeurs de viande ont moins de travail à produire pour se déplacer que les mangeurs de légumes dont l'appareil digestif est surchargé de kilogrammes d'aliments. Les hommes qui travaillent beaucoup ne peuvent réparer leurs pertes de force qu'en mangeant de la viande. Les ouvriers de Paris qui travaillent encore plus que nos paysans mangent plus de viande qu'eux. On sait ce qu s'est passé lors de la construction de la ligne de Paris à Rouen : les ouvriers français n'ont pu travailler autant que les ouvriers anglais employés aux mêmes travaux qu'en animalisant leur alimentation qui était purement végétale. On a calculé qu'un ouvrier qui mangeait de la viande pouvait travailler un tiers de plus par jour. Un surcroît de travail exige une ingestion plus considérable de viande. Aussi, dans chaque armée, la ration animale est-elle accrue au moins de 100 grammes en temps de guerre.

Innervation. — Le travail cérébral exige peut-être encore plus que le travail musculaire une alimentation animale. C'est pourquoi les hommes de bureau sont encore plus carnivores que les manœuvres. Je connais beaucoup de travailleurs intellectuels qui mangent en moyenne une livre de viande par jour. Le carême et l'abstinence de viande augmentent l'esprit de superstition.

Circonstances mésologiques. — Les habitants des pays froids sont plus carnivores que ceux des pays chauds. On cite des voyageurs du Haut-Canada qui ont mangé jusqu'à 8 kilogr. de viande par jour. La nourriture est végétale entre les tropiques.

Circonstances pathologiques. — La viande étant l'aliment le plus nourrissant est le plus propre à combattre les maladies en raison inverse de la nutrition : tuberculose, œdème, anémie, etc.

Conclusion. — L'alimentation animale étant plus grande chez les espèces et les races supérieures que chez les inférieures, chez l'homme que chez la femme, chez l'adulte que chez l'enfant et le vieillard, chez le fort que chez le faible est *en raison directe de l'évolution.*

De plus, cette alimentation étant accrue par les circonstances qui augmentent la nutrition : fonctionnement musculaire ou cérébral, hiver, pays froids, *est en raison directe de la nutrition.*

Au contraire, l'alimentation végétale étant préférée par les races inférieures, les femmes, les enfants, les vieillards, les faibles, les inactifs, les habitants des pays chauds, etc., est *en raison inverse de la nutrition et de l'évolution.*

La viande qui est, ainsi que nous l'avons vu, en raison de l'évolution et de la nutrition, étant l'aliment le plus riche sous les plus petits poids et volume, on pourrait dire que le poids et le volume des aliments sont en raison inverse de la nutrition et de l'évolution. Nous verrons plus tard que le poids des excréments qui dépend du poids des aliments est également en raison inverse.

Mais l'étude des alimentations animale et végétale appelle d'autres considérations. En somme, les hommes, les adultes, les forts aiment les viandes et les morceaux les plus riches en azote qui sont en même temps les plus consistants et les moins mous : bœuf, mouton, tranche, faux-filet, etc. Au contraire, les femmes et les enfants aiment les viandes et les aliments les moins riches en azote qui sont aussi les moins consistants : veau, poulet, poisson, œufs, lait, légumes, etc. On pourrait donc trouver un rapport entre l'individu et l'aliment au point de vue de la consistance et de la composition chimique. Chose curieuse, les hommes dont les tissus sont fermes, contiennent beaucoup d'azote et excrètent beaucoup d'urée, ont une prédilection pour les viandes faites et pour les morceaux fermes et riches en azote; au contraire, les femmes et les enfants dont la constitution est lymphatique et dont les chairs flasques et molles contiennent peu d'azote et excrètent peu d'urée, aiment les viandes blanches et les morceaux mous et pauvres en azote. On comprend maintenant pourquoi les femmes et les enfants préfèrent les œufs et les légumes à la viande, et le veau et le poulet au bœuf et au mouton. Comme on le voit, un individu semble aimer l'aliment qui, au point de vue de la composition chimique, est le plus en rapport avec ses propres tissus. Ainsi un individu très-vigoureux recherchera le bœuf, un moyen se contentera du veau, un faible ne pourra sentir la viande et se rejettera sur le poisson, les œufs et les légumes.

Cette relation entre l'organisme et l'aliment me paraît être générale puisque les gras aiment toujours le gras que ne peuvent sentir les maigres. C'est sans doute pour la même raison que les chiens de chasse préfèrent le gibier à toutes les autres viandes.

En somme, il résulte de ce qui précède qu'il y aurait une relation certaine entre le goût et le besoin, entre l'aliment et le corps qu'il est appelé à nourrir, c'est-à-dire à former et renouveler. Qui sait si ce n'est pas de là que vient la coutume en vertu de laquelle certains sauvages mangent du cerf pour se donner des jambes, du lion pour avoir de la force, et même le cadavre du chef de leur tribu pour acquérir les qualités que celui-ci avait de son vivant!

DIGESTIBILITÉ.

Je crois devoir dire ici quelques mots de la digestibilité des divers aliments. Leuret et Lassaigne, Lallemand, Gannal ont rangé les aliments comme il suit, d'après le temps croissant de leur digestion chez l'homme : pain, œufs, laitage, légumes féculents, légumes herbacés, volaille à chair blanche, viande d'animaux jeunes et châtrés, viande d'animaux âgés et fatigués, gibier, porc.

Il résulte de ce classement qu'un aliment met d'autant plus de temps à se transformer en chyme qu'il est plus riche en principes nutritifs. On comprend, dès lors, que la digestion soit rapide chez les enfants, les femmes, les vieillards, etc., qui se nourrissent d'aliments peu nourrissants, ainsi que nous l'avons vu, et lente chez les hommes et les adultes qui se nourrissent d'aliments très-nourrissants.

Mais les enfants, les femmes et les vieillards digérant très-vite doivent avoir plus souvent faim et faire plus de repas que les hommes et les adultes.

C'est, en effet, ce que nous avons constaté précédemment. On comprend ainsi pourquoi la fréquence de la faim, et le nombre des repas qui sont en raison de la pauvreté des aliments en azote, sont, ainsi que nous l'avons vu, en raison inverse de la nutrition et de l'évolution.

En résumé, la lenteur de la digestion est en raison de la richesse en azote et en raison de l'évolution et de la nutrition. Au contraire, la rapidité de la digestion est en raison de la pauvreté des aliments en azote et en raison inverse de l'évolution et de la nutrition.

Il y aurait lieu aussi d'étudier l'influence des condiments sur la digestibilité. Si, comme le prétendent certains physiologistes, la digestibilité des matières protéiques chez les divers animaux, dépend en grande partie de l'acidité de leur suc gastrique, il serait intéressant de connaître cette acidité chez les divers individus : races inférieures, femmes, enfants, vieillards, faibles. etc., et dans les divers milieux : hiver, été, pays froids, pays chauds, etc. Il est probable que les individus qui aiment les viandes pauvres en azote ont le suc gastrique peu riche en acide, et parfois même ont besoin d'acidifier leur suc gastrique en ajoutant des acides à leurs aliments : acides carbonique, citrique, oxalique, acétique, etc.

Cela nous expliquerait pourquoi les femmes aiment tant le vinaigre, le citron, l'eau de Seltz, l'oseille, etc., et absorbent beaucoup plus d'acide comme condiments que les hommes. Il en est de même des enfants et des vieillards qui recherchent plus les acides que les adultes. Les faibles ou les affaiblis en consomment pareillement plus que les forts. D'ailleurs, les acides permettent aux faibles de manger une plus grande quantité de viande et de la digérer mieux.

Ainsi les acides, comme l'eau de Seltz, etc., conviennent aux faibles. Les alcalins, au contraire, conviendraient aux individus trop forts qui se trouvent très-bien de l'usage de l'eau de Vichy, etc.

D'après mes renseignements, les provinciaux consomment plus d'acides que les parisiens.

On aime plus les acides le matin que le soir, dans les pays chauds que dans les pays froids et en été qu'en hiver. Les fruits acides : cerise, groseille, etc, sont récoltés et consommés en été et non en automne.

En résumé, le goût des acides étant très-prononcé chez les femmes, les enfants, les vieillards, les faibles est en raison inverse de l'évolution. De plus, il est en raison inverse de la nutrition puisqu'il est accru par les circonstances qui diminuent la nutrition : matin, été, pays chauds, etc.

Si, comme je l'ai dit, ce goût des acides chez les êtres inférieurs au point de vue de l'évolution tient à ce que chez eux le suc gastrique est moins acide que chez les autres et a besoin d'être acidifié par l'addition de vinaigre, de vin, etc., il en résulterait que l'abondance et l'acidité du suc gastrique doivent être en raison directe de la nutrition et de l'évolution.

Je ferai observer, en terminant, que ce qui tendrait encore à me faire croire que l'abondance du suc gastrique est bien en raison de l'évolution, c'est que la partie droite qui est en même temps la partie la plus active de l'estomac, secrète plus de suc gastrique que la gauche, ainsi que l'a constaté M. Leven.

MATIÈRES FÉCALES.

Je vais considérer successivement la fréquence de la défécation, le poids et la consistance des matières fécales.

Fréquence et poids.

Espèce. — La fréquence de la défécation étant en rapport avec la fréquence des repas est d'autant plus grande que les espèces sont plus inférieures. Les oiseaux qui mangent presque constamment défèquent très-souvent. Les herbivores défèquent plus souvent que les carnivores, ce qui s'explique par cette considération que l'alimentation végétale fournit incomparablement plus de déchets que l'alimentation animale. Aussi les fèces sont-elles plus fréquentes chez le mouton, la chèvre, etc., que chez le chien qui ne défèque qu'une fois ou deux en vingt-quatre heures. D'autre part, les fèces des carnivores sont beaucoup moins abondantes que celles des herbivores. Le poids des excréments comparé au poids des aliments, d'après les calculs de Boussingault, est de cinquante-trois centièmes chez le mouton nourri de fourrage sec, de quarante-deux centièmes chez le cheval nourri de foin et d'avoine, de trente-huit centièmes chez la vache nourrie de regain et de pommes de terre, et de dix centièmes seulement chez l'homme.

Race. — Les races inférieures défèquent plus souvent que les supérieures. Parmi les chiens, par exemple, les lévriers ont des selles plus nombreuses que les caniches. Le docteur Napias qui a vécu pendant trois ans au milieu des noirs n'a jamais observé chez eux de constipation.

Sexe. — Si les femmes de la ville sont constipées en raison de leur vie sédentaire et restent des journées sans aller à la selle, en revanche, les paysannes qui vivent dans des conditions normales, vont plus souvent à la garde-robe que les paysans. Certaines femmes, bien portantes, ont normalement deux selles par jour, tandis que les hommes n'en ont généralement qu'une.

Age. — Les selles sont plus fréquentes chez le nouveau-né que chez l'enfant, et chez ce dernier que chez l'adolescent. Elles sont plus rares chez l'adulte que chez l'adolescent et redeviennent fréquentes chez le vieillard.

Ainsi le besoin de déféquer est plus grand chez les enfants que chez les adolescents. Nous avons vu qu'il en est de même du besoin de manger, et nous verrons, quand nous en serons à la locomotion, qu'il en est de même du besoin de jouer. Dès lors, les règlements qui soumettent tous les élèves d'une maison d'éducation au même *modus vivendi* sont contraires à l'hygiène. Il ressort de ce qui précède que, dans les lycées et colléges, les repas et les récréations devraient être plus nombreux pour les petits que pour les grands. De plus, les petits devraient avoir la faculté d'aller « aux lieux » à toute heure.

Constitution. — Les faibles vont plus souvent à la selle que les forts. Les chevaux et les chiens que les vétérinaires appellent vidars ne sont jamais vigoureux. Les individus idiots ou peu intelligents vont souvent à la garde-robe.

Physiologie et Mésologie. — Le poids des matières fécales varie avec le genre d'alimentation Voit a constaté que la défécation a lieu deux fois par jour quand l'alimentation est purement végétale, et une fois tous les quatre jours quand elle est exclusivement animale. D'après Bischoff et Voit, chez le chien, le poids des fèces sèches est, pour une alimentation exclusivement azotée, de un dixième à un quarantième du poids de la viande sèche; pour l'alimentation par le pain, le poids des excréments secs est de un sixième à un huitième du poids du pain calculé sec.

Toutes les circonstances qui affaiblissent et dépriment l'organisme : peur, chagrin, etc., augmentent le nombre des selles.

L'acte de la défécation est plus fréquent l'été que

l'hiver et dans les pays chauds que dans les pays froids, ce qui tient sans doute à ce que les habitants du midi mangent beaucoup plus de végétaux que ceux du nord.

Consistance.

Espèce. — La consistance des matières fécales dépend surtout de la proportion d'eau contenue dans les excréments. Cette proportion me paraît d'autant plus grande que l'animal est plus inférieur. En effet, d'après M. Boussingault, les excréments retiennent 70 à 82 centièmes d'eau, chez les bêtes bovines, 77 chez le cheval, 56 chez le mouton, et de 7 à 31 chez l'homme. Les matières des herbivores sont molles, exemple la bouse de vache, tandis que celles des carnivores sont généralement dures et moulées.

Race. — Les matières fécales sont moins dures chez les races inférieures, comme les levriers par exemple, que chez les supérieures, comme les caniches. Aussi les lévriers sont-ils sujets aux flux diarrhéiques.

Sexe. — Les selles sont plus molles chez la femelle que chez le mâle.

Age.— Les matières, d'abord liquides chez le nouveau-né, puis molles chez l'enfant, deviennent dures chez l'adulte et redeviennent molles chez le vieillard, qui est sujet à la diarrhée comme l'enfant.

Constitution. — Les selles sont molles chez les chevaux faibles, et dures chez les chevaux sanguins et vigoureux comme les chevaux de course. De même, dans l'espèce humaine; les faibles, les idiots sont gâteux, c'est-à-dire que leurs matières sont souvent liquides. Au contraire, les gens vigoureux et intelligents ont des selles solides.

Physiologie. — Mésologie. — Pathologie.

La nature de l'alimentation influe sur la consistance des matières fécales. C'est ainsi que ces matières sont plus molles chez un cheval au vert que chez un cheval nourri d'avoine. Le crottin d'un cheval est dur ou mou suivant qu'il est nourri d'avoine ou d'herbe.

Les selles sont moins dures l'été que l'hiver et dans les pays chauds que dans les pays froids. Aussi la diarrhée est-elle fréquente dans les pays chauds et pendant la saison chaude.

Les selles sont diarrhéiques dans toutes les maladies dues au défaut de nutrition : maladies chroniques, diathèses, etc. Au contraire, la constipation s'observe dans certaines affections aiguës.

Conclusion. — La rareté et la densité des matières fécales étant plus grandes chez les espèces et les races supérieures que chez les inférieures, chez le mâle que chez la femelle, chez l'adulte que chez l'enfant et le vieillard, chez le faible que chez le fort, chez l'animal bien nourri que chez le mal nourri, l'hiver que l'été, dans les pays froids que dans les pays chauds, sont *en raison directe de l'évolution et de la nutrition.*

Au contraire, la fréquence, l'abondance et le défaut de consistance des fèces, s'observant surtout chez les espèces et les races inférieures, la femelle, l'enfant, le vieillard, le faible, l'idiot, en été, dans les pays chauds, sont *en raison inverse de l'évolution et de la nutrition.*

CIRCULATION.

Je vais étudier successivement la fréquence du pouls, la tension artérielle et la vitesse du sang.

Fréquence du pouls.

Circonstances anatomiques. — *Espèce.* — D'une manière générale, le pouls est plus fréquent chez les espèces inférieures que chez les supérieures. Il est plus fréquent, par exemple, chez les oiseaux que chez les mammifères. Le nombre des pulsations qui, d'après Prévost et Dumas, est de 220 chez le héron et de 140 chez la poule, n'est plus que de 60 chez le mouton et de 42 chez la vache et le cheval (Hales et Bourgelat).

Le pouls est plus fréquent chez les mammifères inférieurs comme les rongeurs, que chez les carnassiers. De 140 chez le cochon d'Inde (Prévost et Dumas) et de 120 chez la souris et le lapin (Dubois, d'Amiens), il tombe à 75 chez le chien (Vatel), 64 chez le tigre et 40 chez le lion (Dubois).

En général, la fréquence du pouls est en raison inverse de la taille. Nous avons vu qu'elle était de 140 chez le cochon d'Inde et de 42 chez le cheval; chez l'éléphant elle n'est que de 25 à 28. Mais, d'après Dubois, d'Amiens, qui a étudié le pouls dans la série animale, il faut considérer le volume dans chaque espèce et non dans la série entière.

Races. — Le pouls est plus fréquent chez les races inférieures que chez les supérieures. « Les fortes races de chiens ont le pouls moins fréquent que les petites (Colin). » En ce qui concerne l'espèce humaine, le pouls est de 84 chez les Javanais, de 77 chez les Chinois et les Nicobariens (Novarro), de 72 chez les Français (Béclard).

Sexe. — Le pouls est plus fréquent chez le mâle que chez la femelle, ainsi que le prouvent les chiffres suivants : lion, 40 (Dubois); lionne, 68 (Colin); taureau, 46 ; génisse, 56 (Girard); bélier, 68 ; brebis, 80; fœtus humain mâle, 124 à 147, femelle, 135 à 154 (Frankenhauser). Devilliers a trouvé 132 pour les garçons et 138 pour les filles. La femme a 10 à 14 pulsations de plus que l'homme (Hardy et Béhier).

Age. — La fréquence du pouls est en raison inverse de l'âge pendant la période de développement. Le pouls est de 65 chez le jeune poulain et de 42 chez le cheval adulte (Hales et Bourgelat). Les divers auteurs qui ont compté le pouls aux différents âges de la vie humaine (Guy, Gorham, Trousseau, Beaunis, Bouchut, etc.) ont trouvé des chiffres différents, mais tous ont constaté que le pouls était moins fréquent chez l'enfant que chez le fœtus, chez l'adolescent que chez l'enfant, et chez l'adulte que chez l'adolescent. Voici les chiffres donnés par M. Bouchut : à la naissance, 140 à 208; de 8 jours à 2 mois, 96 à 164; de 2 mois à 21 mois, 96 à 160; de 2 à 5 ans, 92 à 120; de 5 à 8 ans, 84 à 110; de 8 à 12 ans, 76 à 104. Voici les chiffres de Guy pour les âges suivants : de 14 à 21 ans (hommes), 76; de 21 à 28 ans, 73; de 28 à 35 ans, 70; de 35 à 42 ans, 68; de 42 à 77 ans, le pouls varie de 67 à 70; enfin de 77 à 84 ans, il est de 71 et tend à s'accélérer.

En effet, chez le vieillard le pouls est plus fréquent que chez l'adulte (Hardy et Béhier, Charlton). De même, Leuret et Métivier ont trouvé qu'il était plus fréquent chez les vieilles aliénées que chez les jeunes. Dans la vieillesse avancée, il remonte à 75.

Constitution. — Les faibles et les petits ont le pouls plus fréquent que les grands et les forts. Le pouls est plus fréquent chez les personnes de petite taille que chez celles qui sont de haute stature (Rameaux et Sarrus). Newport a compté moins de contractions au vaisseau dorsal sur les grandes larves de sphinx que sur les petites. Les gens obèses qui sont, ainsi que nous l'avons vu, moins vigoureux que les autres ont le pouls plus fréquent (Wunderlich). Le nombre des pulsations est plus élevé chez les inintelligents que chez les intelligents. Il est de 79 chez les idiots âgés de 20 ans. Il n'était que de 42 chez Napoléon Ier.

Circonstances physiologiques. — *Respiration.* — Le pouls d'un individu qui respire de l'oxygène pur se ralentit.

Circulation. — Tout ce qui favorise l'afflux du sang au cœur, augmente le travail de cet organe et, par conséquent, ralentit ses contractions (loi de Marey). Le sang arrive plus facilement au cœur par l'effet de la pesanteur dans la position couchée que dans la position assise et dans cette dernière position que dans la position debout. Aussi Guy, Graves, Nick et de Haën ont-ils constaté que le nombre des battements était plus grand chez l'homme debout que chez l'homme assis et chez celui-ci que chez l'homme couché. De même, d'après mes observations, le pouls est moins fréquent quand on est couché sur le côté gauche parce que ce décubitus favorise le retour du sang au cœur.

Dans toutes les circonstances où le champ de la circulation est retréci, le sang se concentre dans les organes du tronc et arrive en plus grande quantité au cœur dont les contractions sont ralenties. Ainsi peuvent s'expliquer les faits suivants : le pouls est de 94 quand les bras sont baissés et de 87 quand ils sont levés (Marey). Dans le sommeil, le cerveau reçoit moins de sang et le pouls se ralentit (Nick). Si on comprime les deux fémorales, la circulation s'accélère (Marey). Les pulsations rapides correspondent à l'inspiration et les lentes à l'expiration (Sanderson). Dans l'inspiration, il passe moins de sang dans les capillaires du poumon (Poiseuille). Après l'accouchement, il se produit une réplétion sanguine qui fait tomber le pouls à 54.

Toutes les circonstances dans lesquelles la circulation périphérique est augmentée et par conséquent la circulation centrale diminuée, augmentent la fréquence du pouls. Dans la course, le sang s'écoule plus vite dans les petits vaisseaux et le pouls est plus fréquent (Marey). Le repos produit des effets contraires.

Le pouls est accéléré par les boissons chaudes et ralenti par les froides (Marey). De même, les bains chauds accélèrent et les bains froids ralentissent le pouls.

Par le même mécanisme, tout ce qui fait rougir accélère les battements du cœur qui sont ralentis par tout ce qui fait pâlir. La peur fait pâlir et accroît le nombre des pulsations.

Circonstances mésologiques. — Toutes les circonstances qui augmentent la nutrition diminuent le nombre des pulsations.

Jour. — Le pouls offre l'accélération la plus marquée le matin et un ralentissement le soir (Knox). Double et Nick ont signalé les mêmes variations.

Climats. — La chaleur en relâchant les petits vaisseaux accélère la circulation. Le froid, en contractant ceux-là, ralentit celle-ci. D'après M. Marey, dans une étuve chaude le pouls s'élève à 145 et tombe à 50 dans un milieu froid. Les milieux chauds, en diminuant la nutrition et la densité du sang, augmentent la fréquence du pouls. Le pouls est fréquent dans les pays chauds (Hardy et Behier).

Au contraire, dans les pays froids, où la nutrition est très-active, le pouls est lent. C'est ce qui nous explique pourquoi chez les Groënlandais, d'après Blumenbach, le pouls ne bat que 30 ou 40 fois par minute.

Saisons. — Les saisons et les temps chauds accélèrent la circulation. Quand un vent chaud souffle dans la vallée du Nil, le pouls augmente de fréquence (Vauvray). Le pouls est fréquent l'été (Furster, Hardy et Behier). La fréquence du pouls augmente en été ou en hiver dans un appartement chauffé (Marey). Au contraire l'hiver ralentit le pouls.

Pression barométrique. — Le pouls est lent dans l'air dense, et fréquent dans l'air rare ou raréfié (Folley). La condensation progressive et très-forte de l'air ralentit le pouls (Pravaz). D'après les expériences de M. Paul Bert, la diminution de la pression atmosphérique accélère la circulation. On comprend donc que le pouls soit fréquent sur les hauts plateaux et s'accélère en raison de l'altitude.

Circonstances pathologiques. — Toutes les maladies qui diminuent la densité du sang accélèrent la circulation. Ainsi agissent l'anémie, les hémorrhagies, les maladies chroniques. De même, la saignée augmente le nombre des pulsations. Hales, ayant ouvert la carotide d'un cheval, a constaté que le nombre des pulsations était de 82 pendant la troisième minute, de 98 pendant la quatrième, de 121 pendant la cinquième. J'ai vu le pouls extrêmement fréquent chez un malade en train de mourir de faim. Le pouls est aussi très-fréquent chez les convalescents (Becquerel).

Conclusion. — Le nombre des pulsations, étant plus grand chez les espèces et les races inférieures que chez les supérieures, chez la femelle que chez le mâle, chez l'enfant et le vieillard que chez l'adulte, chez le faible que chez le fort, est *en raison inverse de l'évolution.*

De plus, ce nombre étant accru par les circonstances qui diminuent la nutrition : quantité et densité moindres du sang, matin, milieux chauds, pays chauds, été, altitude, hémorrhagie, saignée, maladies chroniques, etc., est *en raison inverse de la nutrition.*

Nous avons vu, en étudiant les humeurs, que la quantité et la densité du sang étaient en raison directe de la nutrition et de l'évolution, il n'est donc pas étonnant que la fréquence du pouls, qui est en raison inverse de la quantité et de la densité du sang, soit aussi en raison inverse de l'évolution et de la nutrition.

TENSION ARTÉRIELLE.

Espèce. — La tension artérielle est proportionnelle à l'intensité de la nutrition. D'après M. Jolyet, plus les phénomènes physicochimiques sont intenses, plus la pression est grande. On sait que la nutrition est plus active chez les oiseaux que chez les mammifères. M. Jolyet a trouvé que la pression sanguine était de 10 à 15 centimètres de mercure chez les mammifères, et de 16 à 19 chez les oiseaux. Chez la grenouille dont la nutrition est peu intense, la pression est de 18 à 84 millimètres.

La tension artérielle est plus grande chez les carnivores que chez les herbivores. C'est ainsi que la tension carotidienne est, chez le veau, de 0,116 et, chez le chien, de 0,172.

Race. — Le pouls est plus fort chez les peuples du nord très-nourris que chez les peuples du midi.

Sexe. — Le pouls est plus fort chez l'homme que chez la femme, et l'on sait que la force du pouls dépend de la pression du sang dans les artères.

Age. — Le pouls est plus fort chez les adultes que chez les enfants et les vieillards.

Constitution. — La pression croît avec l'énergie du cœur, laquelle est plus grande chez les sujets vigoureux. Elle est de 250 chez un cheval vigoureux et tombe au-dessous de 200 chez un cheval faible ou usé. La tension est plus grande chez les forts, les sanguins, les pléthoriques, les maigres, que chez les faibles, les lymphatiques, les gras. Elle est plus grande aussi chez les habitants des campagnes que chez ceux des villes qui sont plus ou moins anémiques.

Côté. — D'après mes observations, le pouls, chez les droitiers, est plus à droite qu'à gauche.

Appareils et organes, — La pression manométrique est proportionnelle aux phénomènes nutritifs. Elle est plus grande dans les capillaires que dans les lymphatiques (Marey), dans la carotide que dans la fémorale, dans la crurale que dans la radiale. Chez le chien, elle est de 0,172 dans la carotide, et de 0,165 dans la fémorale. Elle est de 0,116 dans la carotide d'un veau et de 0,087 dans ses artères métatarsiennes.

Physiologie. — L'exercice organique fait affluer le sang aux organes exercés. Le pouls est fort et plein chez un forgeron et faible chez un individu exerçant une profession sédentaire.

Tout ce qui restreint le champ de la circulation augmente la pression artérielle. Ainsi agit la compression des fémorales (Marey), l'accouchement, etc. La tension artérielle s'accroît chez un animal dès qu'on vient à lier une artère un peu volumineuse. (Colin). « L'élévation de la tension artérielle après l'accouchement peut tenir à l'oblitération des vaisseaux utérins qui, pendant la grossesse, fournissaient une large voie pour le passage du sang des artères dans les veines. » (Marey.)

Pathologie. — Les hémorrhagies et la saignée, en diminuant la quantité et la densité du sang en circulation, font baisser la pression artérielle. M. Colin, ayant enlevé à un cheval 25 kilog. de sang, a vu la pression descendre de 42 centimètres. La pression décroît à mesure que le système vasculaire se désemplit. Cette pression diminue chez les anémiques. (Laroyenne.)

On comprend, d'après ce qui précède, pourquoi le pouls est plus faible dans la paralysie et plus fort dans les phlegmasies.

Conclusion. — La tension artérielle étant plus grande chez les espèces et les races supérieures, que chez les inférieures, chez la femme que chez l'homme, chez l'adulte que chez l'enfant et le vieillord, chez le fort que chez le faible, dans le côté droit que dans le gauche, est *en raison directe de l'évolution.*

De plus, cette tension étant diminuée par les circonstances physiologiques et pathologiques qui diminuent la nutrition, est *en raison directe de la nutrition.*

Ainsi, il y a opposition entre la fréquence du pouls qui est en raison inverse et la tension artérielle qui est en raison directe de l'évolution et de la nutrition. « Le nombre des battements cardiaques est en raison inverse du chiffre de la tension artérielle, toutes choses étant égales du côté de l'innervation. » (Marey.)

VITESSE DU SANG.

Espèces. — La vitesse du sang et la durée d'une révolution circulatoire sont en raison inverse du volume de l'animal. D'après Vierordt, la durée moyenne d'une révolution sanguine, chez les mammifères, est égale au temps pendant lequel le cœur exécute de 26 à 28 battements. La durée d'une révolution est donc, comme le nombre des battements, plus grande chez les espèces inférieures que chez les supérieures. Cette durée est, d'après Hering et Werordt, de 4 secondes chez l'écureuil, de 6 chez le corbeau, de 10 chez le lapin, de 15 chez le chien et la chèvre, de 23 chez l'homme et de 28 chez le cheval.

D'après M. Laroyenne, la vitesse du sang, dans la carotide, est de $0^m,29$ par seconde, chez le cheval, et de $0^m,22$ chez le chien.

Conclusion. — La vitesse de la circulation et la durée d'une révolution sanguine sont *en raison directe de l'évolution.*

RESPIRATION.

Je me propose d'étudier d'abord le nombre des inspirations, puis la capacité pulmonaire, la quantité d'air inspirée, l'absorption d'oxygène, la richesse des diverses parties en oxygène, l'exhalation d'acide carbonique, etc.

FRÉQUENCE DE LA RESPIRATION.

Espèce. — Les inspirations sont plus nombreuses chez les espèces inférieures que chez les supérieures. A égalité de taille, le carnassier respire moins vite que l'herbivore. Le lapin à taille égale respire plus fréquemment que le chien (Paul Bert). Les petites espèces de poissons, d'oiseaux et de mammifères respirent plus fréquemment que les grandes. Un condor respire 6 fois par minute et un moineau 90 fois. Un rhinocéros a 6 inspirations par minute et un rat 210. Le nombre des mouvements respiratoires est en rapport inverse avec la taille, mais seulement dans un même groupe zoologique (P. Bert). Les animaux d'une même classe ont une respiration d'autant plus active que leur taille est plus petite (Longet). Le nombre des respirations est en raison inverse de l'absorption d'oxygène ; aussi les oiseaux respirent-ils plus lentement que les mammifères à taille égale. Un moineau respire 90 fois et une souris plus de 200.

Voici quelques chiffres à l'appui des considérations qui précèdent : baleine, 4 à 5 inspirations par minute (Scoresby); rhinocéros, 6 (Bert); Girafe, 8 à 10 (Colin); cheval, dromadaire, 10 (Colin); jaguar, 11; lion, 12 (Bert); panthère, 13; vautour, mouton, 15; bœuf, 15 à 18; chien, 15 ; cerf, chacal, 17; homme, 18; macaque, 19 (Bert); lama, alpaca, 20; antilope, 22; buffle de Valachie, 23 ; chat, 24 ; furet, poulpe, 28 (Bert); colombe, anguille, 30 (Bert); lapin, 55; perruche ondulée, 60; écureuil de Caroline, lamproie, 70; moineau franc, 99; serin, 200; rat, 210.

Race. — Les petites races de chiens respirent plus souvent que les fortes races. Coindet a trouvé 19,3 inspirations chez 250 Européens et 20,3 chez un nombre égal de Mexicains. Ajoutons que cet auteur attribue cette différence à l'influence de l'altitude.

Sexe, — La respiration est un peu plus active chez le sexe féminin que chez le masculin. D'après Quetelet,de 15 à 50 ans, la femme aurait une inspiration de plus par minute que l'homme

Age. — Dans une même espèce, la respiration a son maximum de rapidité pendant le jeune âge. Elle se ralentit à mesure que l'animal se rapproche de l'âge adulte et s'accélère de nouveau dans la vieillesse. D'après Paul Bert, un congre de 50 centimètres respire 25 fois et un d'un mètre 10 fois; un petit chien de mer respire 25 fois et un grand 19 fois ; une petite carpe 92 fois, et une grande 8 fois. Les inspirations sont de 12 par minute chez le poulain et de 9 chez le cheval adulte, de 20 chez le jeune bœuf et de 15 chez le bœuf adulte, de 17 chez l'agneau et de 13 chez le mouton ; de 20 chez le jeune chien et de 15 chez le chien adulte.

Chez l'homme, elle sont, d'après Quetelet, de 44 après la naissance, de 26 à 5 ans, de 20 de 15 à 20 ans, de 16 de 25 à 30 ans, de 18 de 30 à 50 ans. Hutchinson a trouvé pour les adultes de 16 à 24 inspirations. La respiration chez les vieillards devient plus fréquente (Longet).

Constitution. — Les faibles respirent plus souvent que les forts. Il en est de même des petits par rapport aux grands.

Conclusion. — Le nombre des inspirations étant plus grand chez les espèces et les races inférieures que chez les supérieures, chez la femme que chez l'homme, chez l'enfant et le vieillard que chez l'adulte, chez le faible et le petit que chez le grand et le fort, est *en raison inverse de l'évolution.*

CAPACITÉ PULMONAIRE.

Considérons la capacité pulmonaire, la quantité d'air que peuvent contenir les poumons et l'amplitude de la respiration.

Espèce. — La capacité respiratoire est plus grande chez les espèces supérieures que chez les inférieures. Les grandes espèces consomment plus d'air que les petites. La quantité d'air inspirée en 24 heures est de 95,591 litres chez le cheval et de 1,128 chez le lapin. La capacité respiratoire est plus grande chez les carnivores que chez les herbivores. Le lapin, dit M. Bert, respire plus souvent que le chien, mais introduit en somme moins d'air dans ses poumons malgré la fréquence de sa respiration. Les tracés déposent dans le même sens et prouvent que la respiration du lapin est beaucoup plus rapide et beauconp moins ample que celle du chien. M. Bert a vu expérimentalement que les poumons d'un lapin ont une capacité inférieure aux poumons d'un chat. D'après M. Colin, un lapin inspire 1,128 litres d'air par 24 heures et un chien 8,441 litres. Le chat en inspire 1,451. De même un grand duc et un héron présentent une capacité aérienne de beaucoup supérieure à celle des gallinacés : un oiseau de proie absorbe deux fois plus d'air qu'un gallinacé (P. Bert).

Race. — La capacité pulmonaire est plus grande chez le blanc que chez le nègre. D'après Gould, elle est de 3 m. c. 054 chez les blancs et de 2,700 chez les nègres. Elles est de 3,022 chez les Indiens et de 3,602 chez les Anglais. (Hutchinson.)

Sexe. — A taille égale, la capacité pulmonaire est beaucoup moindre chez la femme que chez l'homme. (Schneevogt, Wintrich, Herbst). Elle est de 3 litres chez la femme et de 3 litres et demi chez l'homme. A taille égale, le volume expiré maximum est de 700 cent. cub. moindre chez la femme. D'après Arnold, pour 25 centimètres d'accroissement de la taille, la capacité vitale s'accroît chez l'homme de 150 centimètres cubes et chez la femme de 130 centimètres cubes seulement.

Age. — La capacité pulmonaire, d'après Hutchinson, augmente jusqu'à 35 ans, se maintient jusqu'à 45 et diminue ensuite au point que chez le vieillard elle est ce qu'elle était au-dessous de 15 ans.

Constitution. — Elle est plus considérable chez le fort que chez le faible et chez le grand que chez le petit.

D'après Hutchinson, la capacité vitale varie chez l'adulte de 2,000 centimètres cubes à 4,500. Chez un homme vigoureux elle est en moyenne de 3,770. Au contraire, chez les individus descendants de phthisiques, mais ne présentant aucun symptôme de tuberculation, elle est réduite d'un quart. Quand un individu doit devenir phthisique, un an avant, sa capacité pulmonaire diminue.

Toujours d'après Hutchinson, la capacité inspiratrice, à l'état normal, croît en proportion régulière avec la stature. Sur 1,080 Anglais, cet auteur a trouvé pour une taille de $1^{m}52$ une capacité de $2^{m}842$ et par pouce de hauteur ensuite, soit par 2 centimètres 54, une augmentation de 131 centimètres cubes, en sorte qu'à $1^{m}82$ la capacité est de 4,260. D'après Arnold, la capacité inspiratrice est dans un rapport tel avec la taille et la circonférence thoracique qu'à partir d'une taille de $1^{m}50$ et d'une circonférence thoracique de $0^{m}65$, chaque accroissement de taille de $0^{m}25$ et chaque augmentation de circonférence thoracique de $0^{m}25$ augmentent la capacité vitale de 150 centimètres. La ration de 3 litres d'air consommé par un homme adulte augmente de 5 centilitres par chaque centimètre de plus dans la hauteur du corps. Schreevogt a trouvé, pour la race allemande, 52 c. c. en plus par centimètre de hauteur.

Côté. — La capacité inspiratrice est plus grande dans le poumon droit que dans le gauche, et à la base du poumon qu'au sommet.

Physiologie et mésologie. Alimentation. — D'après le Dr Charles Speck, après le repas les inspirations font entrer dans les poumons 12 pour cent d'air de plus. Ed. Smith a constaté qu'un jeûne de 27 heures causait une diminution de 30 0/0 d'air.

Respiration. — L'exercice des poumons augmente

les dimensions de la cage thoracique. Ainsi agissent le chant, la déclamation, etc. M. Talbot, de la Comédie française, en habituant ses élèves à respirer surtout par le diaphragme, augmente leur capacité thoracique. D'après M. Burcq, cette capacité s'accroît chez les chantres, les acteurs, les musiciens qui jouent des instruments de cuivre, etc., par suite de l'exercice de leur profession. M. Segond a calculé que le chant faisait respirer trois fois plus d'air. Aussi cette catégorie de personnes échappe-t-elle à la phthisie pulmonaire. Il résulte des recherches statistiques de Benoiston de Châteauneuf et de Lombard de Genève que l'exercice de la voix contribue puissamment à prévenir le développement de la phthisie. Au contraire, d'après M. Burcq, l'application de la loi du silence dans les prisons a eu pour effet d'élever considérablement la proportion des phthisiques parmi les détenus.

Locomotion. — D'après Smith, un homme inspire 1 d'air couché, 1,33 debout, 1,90 marchant à raison d'un mille à l'heure, 2,76 marchant à raison de 2 milles, 4 à raison de 4, et 7 à raison de 7 milles à l'heure.

Milieu. — La quantité d'air consommée par un individu est en raison de la capacité cubique et de la ventilation du local dans lequel il se trouve. On comprend que cette quantité soit plus grande en plein air que dans un lieu où l'air est confiné. D'après Vierordt, le volume d'air expiré par un homme augmente d'un dixième quand la température de l'air s'abaisse de 20° à 9°.

Pathologie. — Dans la phthisie pulmonaire, la capacité inspiratrice diminue d'un dixième dès le début, d'un sixième à un demi dans la seconde période, de 90 0/0 dans la période extrême (Hutchinson).

Conclusion. — La capacité pulmonaire, la quantité d'air inspirée et l'amplitude de la repiration, étant plus grandes chez les espèces et les races supérieures que chez les inférieures, chez l'homme que chez la femme, chez l'adulte que chez l'enfant et le vieillard, chez le fort que chez le faible, dans le côté droit que dans le gauche, à la base du poumon qu'au sommet, sont *en raison directe de l'évolution.*

De plus, elles sont *en raison directe de la nutrition,* puisqu'elles sont accrues par l'alimentation et le fonctionnement organique. Il y a donc opposition entre l'amplitude et la rapidité de la respiration qui sont, la première en raison directe et la seconde en raison inverse de l'évolution et de la nutrition.

ABSORPTION D'OXYGÈNE.

La connaissance des phénomènes chimiques de la respiration est due tout entière aux savants français depuis notre grand Lavoisier jusqu'à M. Paul Bert, l'éminent professeur de de la Faculté des sciences de Paris. Ces noms reviendront souvent au cours de mon étude ainsi que ceux de MM. Boussingault, Regnault, Reiset, etc. Comme la plupart des auteurs français et étrangers qui ont traité la question ne se sont pas placés dans les mêmes conditions d'observation, je citerai le plus souvent les magnifiques recherches de M. Bert.

Je crois qu'il importe de considérer tout d'abord la richesse du sang en oxygène, laquelle dépend tout à la fois de l'absorption et de la consommation d'oxygène.

RICHESSE DU SANG EN OXYGÈNE.

Espèce. — Les espèces inférieures ont très-peu d'oxygène dans leur sang. M. Regnard a trouvé dans le sang des crustacés 1 centimètre cube 5 d'oxygène par litre. Le sang des animaux à sang froid contient moins d'oxygène que celui des animaux à sang chaud. Le sang veineux de l'anguille ne peut absorber que 7 à 8 0/0 d'oxygène; celui des animaux à sang chaud peut en absorber 30 0/0 (Regnard). Le sang de la couleuvre contient 10 0/0 d'oxygène; celui de la tortue en contient 13 0/0 (Jolyet).

D'après ce dernier physiologiste, le sang contiendrait 20 0/0 d'oxygène chez les oiseaux, et 28 0/0 chez les mammifères.

Les carnivores ont le sang plus oxygéné que les herbivores. D'après M. Paul Bert, le chien à 13,7 d'oxygène dans son sang et le lapin 8,3.

D'après MM. Mathieu et Urbain, le sang artériel des animaux de petite taille est moins riche en oxygène. Les mêmes observateurs ont constaté que les animaux à fourrure épaisse ont un sang artériel moins oxygéné.

Age. — « Le sang des mammifères nouveau-nés est bien moins riche en oxygène que le sang des adultes (Paul Bert). » En effet, l'éminent physiologiste de la Sorbonne a trouvé 8 d'oxygène dans le sang carotidien d'un nouveau-né et 15 dans celui d'un adulte. MM. Mathieu et Urbain ont constaté pareillement que le sang artériel donnait des chiffres d'oxygène plus élevés chez les adultes que chez les enfants et les vieillards.

Sang. — Le sang n'a pas la même richesse en oxygène dans toutes les parties de l'arbre circulatoire. On comprend que le sang artériel soit plus oxygéné que le sang veineux. Les Allemands ont trouvé 15,03 d'oxygène dans le sang artériel et 8,17 dans le sang veineux. Le sang est d'autant plus pauvre en oxygène que les organes qu'il traverse lui enlèvent davantage de ce gaz. Par suite de l'oxydation des produits de la digestion, le sang de la veine porte et des veines sus-hépatiques est plus pauvre en oxygène que le sang veineux.

Physiologie. — D'après M. P. Bert, le sang artériel d'un animal à jeun est plus riche en oxygène que celui d'un animal en digestion. D'après M. Marchand, l'inanition chez la grenouille fait descendre la quantité d'oxygène absorbée de 39 à 9. La proportion d'oxygène contenue dans le sang augmente et diminue avec le nombre des globules rouges.

De même que l'on s'enrichit en augmentant ses recettes ou en diminuant ses dépenses, certaines circonstances physiologiques augmentent la proportion d'oxygène contenue dans le sang, en augmentant l'absorption ou en diminuant la consommation d'oxygène. Le sommeil normal ou chloroformique, en amenant la résolution complète du système musculaire, diminue la consommation d'oxygène. « Pendant que se manifeste l'action anesthésique, le sang est plus riche en oxygène qu'il ne l'était auparavant (P. Bert). » Dans les glandes en action où la circulation s'accélère, il y a moins d'oxygène consommé et le sang est plus rouge que pendant l'état de repos.

D'autres circonstances diminuent la proportion d'oxygène contenue dans le sang en diminuant l'apport ou en augmentant la sortie de l'oxygène. Quand on asphyxie un animal, par exemple, on empêche l'oxygène de pénétrer dans le sang dont la richesse en oxygène diminue. Les nombreuses affections qui nuisent au jeu du thorax et du diaphragme produisent le même résultat.

Toutes les fois que les combustions s'exagèrent, l'oxygène est consommé plus vite et il en reste moins dans le sang. C'est ce qui nous explique pourquoi le sang est moins oxygéné pendant la contraction d'un muscle que pendant le repos. De même, la paralysie a pour effet de diminuer la consommation d'oxygène.

Pendant la digestion, l'oxygène est en moindre proportion dans le sang qu'après un jeûne convenablement prolongé. M. Paul Bert a trouvé 15,5 d'oxygène dans le sang d'un chien à jeun et 9,2 dans celui d'un chien en digestion. Cette diminution de la proportion d'oxygène serait due à l'oxydation des produits de la digestion.

Mésologie. — D'après les recherches de M. Paul Bert, la proportion d'oxygène contenue dans le sang augmente avec la pression atmosphérique et diminue avec elle. Dans les vallées, au bord de la mer où la pression est élevée, le sang est riche en oxygène. Il en est de même, à plus forte raison, dans les mines, dans les cloches à plongeurs, dans les appareils pour le forage des puits, etc., où les ouvriers travaillent sous pression. Au contraire, sur les montagnes et les plateaux élevés, le sang est pauvre en oxygène (anoxyhémie de M. Jourdanet). D'après M. Paul Bert, les habitants de Quito, par exemple, n'ont pas autant d'oxygène dans le sang que ceux de la Vera-Cruz. De même, chez les aéronautes, le sang absorbe de moins en moins d'oxygène à mesure que le ballon s'élève et que la pression barométrique diminue.

Plus le milieu extérieur est riche en oxygène, plus la tension de ce gaz est grande et plus considérable est la quantité d'oxygène contenue dans le sang. Un chien qui normalement a 15,1 cent. cube d'oxygène dans le sang, en a 19 quand on le fait respirer dans l'oxygène pur. La richesse oxygénée du sang artériel et veineux augmente avec la richesse en oxygène du milieu (P. Bert). Au contraire la quantité d'oxygène diminue dans le sang d'un animal tenu dans un espace clos.

Plus il fait froid, plus l'air est condensé, plus la tension de l'oxygène est grande et plus le sang absorbe de ce gaz. La proportion d'oxygène contenue dans le sang artériel s'accroît quand l'air ambiant se refroidit (Mathieu et Urbain). De même le sang des habitants des pays froids est-il plus riche en oxygène que celui des habitants des pays chauds.

Pathologie. — M. Regnard a trouvé 3 centimètres cubes p. 0/0 d'oxygène de moins chez un animal qu'il avait saigné et dont le sang contenait normalement de 27 à 30 centimètres cubes 0/0.

De même dans les maladies dues au défaut de nutrition, le sang s'appauvrit en oxygène. D'après M Quinquaud, dans la tuberculose, la capacité respiratoire du sang est de 22 à 24 centimètres cubes au premier degré, de 18 au second degré et de 10 à 16 au troisième.

Conclusion. — La richesse du sang en oxygène étant plus grande chez les espèces supérieures que chez les inférieures, chez les adultes que chez les enfants et les vieillards, est *en raison directe de l'évolution.*

De plus, elle est en *raison directe de la nutrition* puisqu'elle est augmentée par les circonstances qui augmentent la nutrition : repos, augmentation de la pression barométrique, pays froids, etc.; et diminuée par les circonstances qui diminuent la nutrition : inanition, fonctionnement organique, diminution de la pression barométrique, saignée, tuberculose, etc.

POIDS RELATIF

On se rappelle qu'en étudiant l'alimentation, nous avons considéré d'abord le poids relatif puis le poids absolu des aliments. Nous allons procéder de la même façon en ce qui concerne la consommation d'oxygène et l'élimination d'acide carbonique.

G. Delaunay.

Espèce. — Les petites espèces, dans un temps donné, consomment, par rapport à leur poids, plus d'oxygène que les grandes. On sait, depuis les recherches de Letellier, Regnault et Reiset, que la respiration des animaux de petite taille est, proportionnellement à leur poids, beaucoup plus active que celle des grands animaux. « Plus le poids de l'animal est grand, plus faible est sa capacité pulmonaire. (Jolyet.)

Chez les animaux à sang chaud, la consommation d'oxygène est d'autant plus considérable pour un poids donné d'animal que celui-ci est plus petit. (P. Bert.) Ainsi selon Regnault et Reiset la quantité d'oxgène absorbé par un kilogramme de poule en 1 heure étant de 1 gramme 1, la quantité absorbée par un kilogramme de petit oiseau est de 9 grammes 74 à 14 grammes. La quantité d'oxygène consommée par heure et par kilogramme de substance vivante est de 0,553 chez le cheval (Boussingault), de 0,774 chez le mouton, le porc, (Barral), de 1183 chez le chien (Regnault et Reiset), de 1850 chez le canard, de 9,595 chez le moineau, de 10,975 chez le bec-croisé, de 11,371 chez le verdier. Le chien, dit Colin, consomme deux fois autant d'oxygène que le cheval ; le cochon d'Inde en consomme trois fois autant et la souris vingt-deux fois. Il en est de même chez les oiseaux : la tourterelle consomme trois fois et le moineau huit fois autant d'oxygène que la poule.

Conclusion. — Le poids relatif d'oxygène absorbé étant plus considérable chez les petites espèces que chez les grandes est, comme le poids relatif des aliments, *en raison inverse de l'évolution.*

POIDS ABSOLU

Espèce. — Les animaux à sang froid consomment moins d'oxygène que les animaux à sang chaud.

Les muscles des reptiles ou poissons consomment à poids égal moins d'oxygène que ne le font les musclesd'animaux à sang chaud. D'après M. P. Bert, 100 grammes de grenouille consomment 42 centimètres cubes 25 d'oxygène et 100 grammes de coq 62 centimètres cubes; 100 grammes de *cyprinus jeses* 90, de moineau 100; d'escargots et de petite carpe 18, de rat 24, 6. A poids égal une anguille consomme moins d'oxygène qu'un goujon. Les tissus d'anguille ont besoin de moins d'oxygène que ceux de chevaine.

Les mammifères et les oiseaux prennent à l'air, par rapport à la masse de leur corps, bien plus d'oxygène que les reptiles, les batraciens, les poissons et surtout que les invertébrés, dans la proportion de 10 et même de 15 à 1.

Les carnivores consomment plus d'oxygène que les herbivores ou les granivores. Les oiseaux de proie absorbent plus d'oxygène que les gallinacés. La viande noire du chien respire plus que la viande blanche du lapin. 100 grammes de muscle de chien absorbent 64 c. c. 40 d'oxygène et 100 grammes de lapin 45,6. « Si le lapin, même à taille égale, respire beaucoup plus fréquemment que le chien, il n'en est pas moins vrai que le chien consomme notablement plus d'oxygène par kilog. et par heure (1 gramme à 1 gramme 38) que le lapin (0 gr. 79 à 0 gr. 98) (P. Bert.)

Les grosses espèces absorbent plus d'oxygène que les petites. En 24 heures un cheval absorbe 4,250 litres d'oxygène, un bœuf 3,800, un homme 550, un chien 386, un chat 90, un lapin 70, un cochon d'Inde 20.

Sexe. — Le sexe masculin consomme plus d'oxygène que le sexe féminin surtout pendant l'âge adulte.

Age. — Les adultes consomment beaucoup plus

d'oxygène que les jeunes et les vieux. D'après M. Bert, 100 grammes de muscles de chien nouveau-né consomment 29 c. c. 3 d'oxygène et 100 gr. de chien adulte 47,3. Un chien absorbe 4 lit. 98 d'oxygène par heure à 7 mois, et 6 lit. 53 à 5 ans (Despretz). MM Mathieu et Urbain ont trouvé pareillement que la consommation d'oxygène était à son maximum chez l'adulte et que les oxydations diminuaient aux limites extrêmes de la vie.

Constitution. — La consommation d'oxygène est plus grande chez les grands et les forts que chez les petits et les faibles.

Côté. — Le côté droit consomme plus d'oxygène que le gauche.

Eléments anatomiques. — Les éléments anatomiques des organes de la vie animale (muscles, cerveau) absorbent plus d'oxygène que ceux des organes de la vie végétative (reins, rate, testicule). — M. P. Bert ayant recherché la quantité d'oxygène absorbée par 100 grammes de divers tissus d'un métis du chien et du chacal a trouvé les chiffres suivants : muscle, 50 c. c. 8 d'oxygène, cerveau, 45,8, reins 37, rate 27,3, testicule 18,3. M. Bert a reconnu pareillement que les muscles et le cerveau d'un chien adulte absorbaient plus d'oxygène que le rein.

Circonstances physiologiques. — La consommation d'oxygène est augmentée par l'alimentation et diminuée par le jeûne. Au bout de 48 jours de jeûne une grenouille absorbe 0 gr. 956 d'oxygène par heure au lieu de 3 gr. 980. D'après Lavoisier un homme consomme à jeun 24 lit. 002 d'oxygène par heure et pendant la digestion 37 lit. 689. Un lapin, un chien, une poule absorbent moins d'oxygène à jeun (Regnault et Reiset).

D'ailleurs cette consommation est en rappor avec la richesse de l'alimentation puisque, d'après M. Berthelot, il faut 292 parties d'oxygène pour brûler cent grammes d'azote, 153 pour brûler 100 grammes d'hydrogène et 118 pour brûler 100 grammes de carbone.

La consommation d'oxygène est plus grande pendant l'état de veille que pendant le sommeil. Le lérot et le hérisson engourdis absorbent 34 fois et même 40 fois moins d'oxygène qu'au moment du réveil. D'après les expériences de Spallanzani, Newport, Regnault et Reiset, les nymphes d'abeilles, les chrysalides de lépidoptères et de ver à soie absorbent moins d'oxygène.

Elle est proportionnelle au travail effectué. Un homme au repos consomme 24 litres 002 d'oxygène par heure; le même homme élevant en un quart d'heure 7 kilogr. 34 à 211 mètres de hauteur consomme 63 litres 5 d'oxygène par heure. La contraction d'un muscle augmente l'absorption d'oxygène (Matteucci.) Un homme absorbant couché 1, absorbe, assis 1,25, debout 1,33, marchant à raison d'un kilomètre à l'heure 2, nageant 4, courant à raison de 12 kilomètres à l'heure 7. Le travail cérébral augmente la consommation de l'oxygène : réflexions, émotions, passions, colère, etc.

Circonstances mésologiques. — Plus le milieu ambiant est riche en oxygène, plus les animaux absorbent de ce gaz. Un chien qui a normalement 15,1 d'oxygène dans son sang artériel, en a 19 quand il respire dans l'oxygène pur.

Plus la provision d'air qu'un animal a à sa disposition est considérable, plus il absorbe d'oxygène : Plus la cloche sous laquelle M. Bert plaçait un tissu était grande, plus ce tissu absorbait d'oxygéne. On absorbe plus d'oxygène à la campagne et au grand air qu'à la ville et dans un air confiné.

On sait qu'un litre d'air à zéro contient autant

d'oxygène qu'un litre 074 à 20 degrés. Cela nous explique sans doute pourquoi, chez les animaux à sang chaud, la consommation d'oxygène augmente quand la température de l'air baisse.

D'après M. Bert, un homme respire en été 31 grammes d'oxygène par heure et en hiver 44 grammes. Un homme au repos à jeun consomme 24 litres d'oxygène par heure à 32 degrés et 26 litres à 15 degrés. MM. Mathieu et Urbain ont trouvé pareillement que la quantité d'oxygène absorbée par le sang varie en raison inverse de la température de l'air qu'ils respirent.

La consommation d'oxygène est donc plus grande en hiver qu'en été et dans les pays froids que dans les pays chauds.

Les animaux absorbent plus d'oxygène à la lumière qu'à l'obscurité.

D'après les belles recherches de M. Paul Bert, la diminution de la pression barométrique agit sur les êtres vivants en diminuant la tension de l'oxygène dans l'air qu'ils respirent et dans leurs tissus. Au contraire, l'augmentation de la pression barométrique augmente la tension de l'oxygène dans l'air et dans le sang. Jusqu'à trois atmosphères. cette augmentation de tension a pour conséquence des oxydations intra-organiques un peu plus actives.

Ces conclusions nous expliquent pourquoi la consommation d'oxygène est faible sur les montagnes et les hauts plateaux où la pression barométrique diminue en raison de l'altitude. Aussi les habitants des plateaux élevés du Mexique sont-ils, d'après M. Jourdanet, moins vigoureux et moins intelligents que les habitants de la côte. Les voyageurs et les aéronautes qui s'élèvent à une grande hauteur éprouvent des accidents dus à la raréfaction de l'air (mal des montagnes).

Au bord de la mer et dans les vallées où la pression barométrique est élevée, la consommation d'oxygène est très-grande et produit, en cas d'excès de travail, une sensation de fatigue due à l'accumulation d'oxygène dans l'organisme. Cette sensation disparaît au bout de quelques instants de repos. L'excès d'oxygène en tension produit des accidents parfois mortels chez les ouvriers travaillant dans les cloches à plongeurs, dans les appareils pour le forage des puits, le fondage des piles et dans les scaphandres.

La sécheresse et la faible densité de l'air diminuent l'absorption d'oxygène.

Pathologie. — D'après les recherches de M. Regnard, l'absorption et la consommation d'oxygène sont accrues dans les fièvres, les phlegmasies, les affections hectiques.

Au contraire cette consommation est diminuée dans les maladies en raison inverse de la nutrition : tuberculose, etc.

Conclusion. — Le poids absolu d'oxygène absorbé et consommé étant plus grand chez les espèces supérieures que chez les inférieures, chez le sexe masculin que chez le féminin, chez l'adulte que chez le jeune et le vieillard, chez le fort que chez le faible, dans le côté droit que dans le gauche, chez les organes de la vie animale que chez ceux de la vie végétative, est *en raison directe de l'évolution.*

De plus il est *en raison directe de la nutrition* puisqu'il est accru par les circonstances qui augmentent la nutrition : repas, veille, travail, hiver, pays froids, augmentation de la pression barométrique, bord de la mer, etc.; et diminué par les circonstances qui diminuent la nutrition : jeûne, sommeil, repos, été, pays chauds, diminution de la pression barométrique, altitude, maladies en raison inverse de la nutrition.

RÉSISTANCE A L'ASPHYXIE.

Plus un animal a besoin d'oxygène pour vivre, moins il résiste à la privation totale ou partielle de ce gaz. La mort par asphyxie, résultant de cette privation, peut avoir lieu dans un milieu irrespirable (eau, etc.), dans un espace clos, dans un air pauvre en oxygène ou dans lequel la pression barométrique est abaissée, enfin dans le vide.

Espèce. — Les animaux inférieurs, qui absorbent une très-faible quantité d'oxygène, supportent pendant un temps plus ou moins long toute privation d'air atmosphérique.

D'après Lavoisier, les poissons ne commencent à s'asphyxier que quand l'oxygène dissous dans l'eau est réduit à environ 7 0/0, et chez les grenouilles, ce n'est que dans une atmosphère où la proportion d'oxygène est descendue à 3 0/0 que l'asphyxie se déclare.

Les salamandres et les grenouilles vivent de 1 heure à 3 heures dans le vide (Spallanzani, W. Edwards). Les poissons (cyprins dorés) ne périssent qu'au bout de 1 heure 40 dans de l'eau bouillie et entièrement privée d'air (A. de Humboldt et Provençal). Les guêpes peuvent rester 24 heures dans le vide. Des *blaps* et des *tenebrio* ont vécu 8 jours sous une cloche où l'air avait une tension de 1 à 2 millimètres (Biot). Des limaçons peuvent demeurer 24 heures dans le vide sans être incommodés, et ne meurent en général qu'au bout de 2 ou trois jours (Spallanzani).

Au contraire, les animaux à respiration puissante (oiseaux, mammifères), plongés dans le vide, cessent de vivre après moins d'une minute. « L'existence d'un animal supérieur n'est plus possible dès que l'air a perdu environ 10 0/0 d'oxygène par le fait de la respiration ou par une autre cause (Lavoisier). » Plus les animaux sont élevés dans l'échelle zoologique, moins ils résistent à l'asphyxie par insuffisance ou par viciation de l'air et plus ils ont besoin, pour l'entretien de leur existence, que la proportion d'oxygène demeure la même dans l'air qu'ils respirent (Longet).

Les oiseaux, consommant une plus grande quantité d'air que les mammifères, résistent moins longtemps qu'eux à la privation d'air. L'oiseau, d'après les expériences de M. Bert, supporte moins bien que le mammifère la diminution considérable de pression. Dans une atmosphère confinée, les mammifères épuisent plus l'oxygène que les oiseaux. Les oiseaux laissent dans l'air où ils ont succombé 2 à 5 0/0 d'oxygène. Les mammifères et surtout les rongeurs en laissent moins encore. Les reptiles, en été, épuisent beaucoup plus l'oxygène de l'atmosphère.

D'après le même expérimentateur, les herbivores paraissent épuiser l'oxygène un peu plus que les carnivores.

Nous avons vu que les petits animaux consommaient, eu égard à la masse de leur corps, plus d'oxygène que les gros. Cela nous explique sans doute pourquoi, suivant les expériences de M. Bert, dans la mort par submersion, la durée moyenne de la vie dans l'eau a été pour le chien de 4 minutes 25, pour le chat de 2 minutes 55, pour le rat de 2 minutes 6. Dans un même groupe zoologique très-étroit, dit de M. P. Bert, la résistance à l'asphyxie par submersion est en rapport avec la taille. Un canard domestique meurt en 11 minutes 17 secondes, une sarcelle en 7 minutes 15 secondes, une alouette en 45 secondes, un roitelet en 20 secondes.

Sexe. — La femme supporte mieux que l'homme la privation d'oxygène résultant de la diminution de la pression barométrique. On sait qu'il existe sur le Mont-Blanc trois stations situées à différentes hauteurs. L'auberge qui est située à la station la plus élevée ne peut être tenue que par des femmes. Tous les hommes qui ont voulu s'installer à cette altitude (le Grand Mulet, 4,000 mètres) sont tombés malades et n'ont pu s'accommoder à ce milieu, auquel les femmes seules, grâce à leur faible consommation d'air, ont jusqu'ici résisté.

Age. — Le nouveau-né résiste plus longtemps que l'adulte à la privation d'air. (Rob Boyle, Mery, Haller, Buffon, Legallois, W. Edwards). Un chat nouveau-né vit trois fois plus de temps dans le vide qu'un chat adulte. La résistance à l'asphyxie des animaux à sang chaud nouveau-nés est due, suivant M. P. Bert, à la faible consommation d'oxygène de leurs tissus.

Les mammifères qui naissent avec les paupières ouvertes, le corps couvert de poils, et qui peuvent se soutenir et marcher dès les premiers instants, s'asphyxient plus rapidement que ceux qui naissent avec les paupières fermées, comme le lapin et la plupart des carnassiers. W. Edwards a reconnu que les premiers consommaient plus d'oxygène que les derniers.

Constitution. — Les forts consommant plus d'oxygène que les faibles doivent résister à l'asphyxie moins longtemps qu'eux. Cette considération permettrait d'expliquer pourquoi, dans la fatale ascension du *Zénith*, Tissandier a survécu à Sivel et à Crocé-Spinelli. De même, si dans la fameuse expérience de Claude Bernard sur les moineaux asphyxiés en vase clos, le second moineau introduit sous la cloche meurt avant le premier, c'est que celui-ci, en s'affaiblissant peu à peu, avait diminué sa consommation d'oxygène.

Appareils et organes. — Les appareils et organes de la vie animale (cerveau, muscles), consommant plus d'oxygène que ceux de la vie végétative, résistent moins longtemps à l'asphyxie. Les fonctions cérébrales sont déjà obtuses chez un homme au bout d'une minute et demie. Les premiers effets de l'asphyxie sont des vertiges et des nausées, suivis bientôt de perte de connaissance. La circulation et la respiration ne s'arrêtent que plus tard.

Plus un organe consomme d'oxygène, moins il résiste à l'asphyxie. Si la contractilité dure un peu moins longtemps dans les muscles du canard que dans ceux du poulet, c'est que ceux-là absorbent un peu plus d'oxygène que ceux-ci.

Physiologie et mésologie. — D'après Regnault et Reiset, une marmotte engourdie peut séjourner fort longtemps, sans en éprouver aucun effet fâcheux, dans un air qui est très-pauvre en oxygène et qui asphyxie en peu de minutes une marmotte éveillée ou tout autre mammifère.

Les animaux à sang chaud, absorbant plus d'oxygène l'hiver que l'été, résistent plus longtemps à l'asphyxie dans cette dernière saison. Six bruants, placés au mois de janvier dans un volume de 117 centilitres d'air chauffé à 20° et non renouvelé, y périrent au bout de 1 heure 2 minutes 25 secondes. La même expérience fut répétée en août et en septembre, et ces oiseaux ne succombèrent qu'au bout de 1 heure 22 minutes (W. Edwards).

Conclusion. — La résistance à l'asphyxie étant plus grande chez les espèces inférieures que chez les supérieures, chez la femme que chez l'homme, chez l'enfant que chez l'adulte, chez le faible que chez le fort, chez les appareils de la vie végétative que chez ceux de la vie animale, est *en raison inverse de l'évolution.*

De plus elle est *en raison inverse de la nutrition,* puisqu'elle est plus grande dans l'état d'hibernation chez les animaux hibernants, et l'hiver que l'été chez les animaux à sang chaud.

EXHALATION D'ACIDE CARBONIQUE

POIDS RELATIF

Espèce. — Le poids d'acide carbonique produit eu égard à la masse du corps est plus grand chez les petites espèces que chez les grandes.

D'après Letellier, l'exhalation d'acide carbonique par kilogramme et par heure est chez la tourterelle de 4 gr. 581, chez le serin, le verdier et les moineaux de 13 gr. 034, chez le cheval de 0 gr. 755 (Boussingault), chez le cochon d'Inde de 2 gr. 526, chez la souris de 16 gr. 711, soit 8 fois plus que chez le cochon d'Inde et 21 fois plus que chez le cheval.

Age. — L'enfant produit plus d'acide carbonique que l'adulte à poids égal. D'après Scharling, un enfant de 9 ans a consommé par kilogramme et par heure 0 gr. 25 de carbone tandis que des adultes de 28 à 35 ans n'en ont consommé que 0 gr. 12 en moyenne.

Conclusion. — Le poids relatif d'acide carbonique exhalé étant plus grand chez les petites espèces que chez les grandes et chez l'enfant que chez l'adulte est *en raison inverse de l'évolution.*

POIDS ABSOLU.

Les espèces inférieures ont le sang moins riche en acide carbonique que les supérieures.

M. Regnard a trouvé chez les crustacés 10 c. c. d'acide carbonique par litre. M. P. Bert en a trouvé chez le chien 40,4 volumes pour 100 volumes de sang.

Les animaux à sang froid exhalent moins d'acide carbonique que les animaux à sang chaud. D'après M. P. Bert, 100 gr. de muscles de grenouille exhalent 36,6 d'acide carbonique et 100 gr. de muscles de coq 54,6 ; 100 gr. de petites carpes 13, d'escargots 14, de rats 24,18, de moineaux 53.

Les carnivores produisent plus d'acide carbonique que les herbivores et les granivores, ainsi que le prouvent les chiffres suivants représentant, suivant M. Paul Bert, la quantité d'acide carbonique exhalée par 100 gr. de muscles de divers animaux : chien 73,6 ; cheval 62.8 ; lapin 46,8 ; coq 33,8.

Les grosses espèces produisent en somme plus d'acide carbonique que les petites. Un cheval exhale en une heure 217 litres 72 d'acide carbonique (Lassaigne et Boussingault), un chien 12,15, un chat 2,12, un lapin 1,97, un cochon d'Inde 0,50 (Regnault et Reiset). L'exhalation de l'acide carbonique chez l'homme serait de 13 litres d'après Lavoisier et Séguin, de 13 litres 277 d'après Dumas, de 20 litres d'après Andral et Gavarret, de 17 litres d'après Scharling.

Sexe. — Le sexe masculin produit plus d'acide carbonique que le féminin. D'après Andral et Gavarret, la quantité de carbone brûlée par heure est de 8 à 15 ans chez le garçon 7 gr. 8, chez la fille 6 gr. 4, de 16 à 30, chez l'homme 11 gr. 2, chez la femme 6,4. D'après Scharling, chez une fille âgée de 10 ans la consommation de carbone dans la respiration était par kilogr. et par heure de 0 gr. 22 et chez un garçon de 9 ans, elle s'élevait à 0 gr. 25.

Age. — Les adultes produisent plus d'acide carbonique que les jeunes et les vieux. D'après M. Bert 100 gr. de muscles de chien nouveau-né produisent 35,7 d'acide carbonique et 100 gr. de chien adulte 53,6. D'après MM. Lassaigne et Boussingault, la production d'acide carbonique par heure est de 11 litres 60 chez un chevreau de 5 mois et de 21 litres 48 chez une chèvre de 8 ans.

D'après Andral et Gavarret, chez l'homme le poids de carbone brûlé par heure est de 7 gr. 42 de 8 à 15 ans, de 10 gr. 76 de 15 à 20 ans, de 12 gr. 15 de 20 à 30 ans, de 11 gr. de 30 à 40 ans, de 10 gr. 53 de 40 à 50 ans, de 11 gr. 07 de 50 à 60 ans, de 10 gr. 23 de 60 à 70 ans. Chez un vieillard de 76 ans, la production de carbone était de 6 gr., et chez un centenaire elle était de 5 gr. 9.

Constitution. — Un individu robuste produit plus d'acide carbonique qu'un homme de constitution grêle (Kuss). Andral et Gavarret ont trouvé que la consommation du carbone qui est en moyenne de 10 gr. 53 de 40 et 50 ans, ainsi qu'on l'a vu plus haut, n'était que de 9 gr. 17 chez un sujet très-grêle. D'après les mêmes expérimentateurs, la quantité d'acide carbonique exhalée est d'autant plus considérable que le système musculaire est plus développé.

Côté. — Le côté droit étant le siége de combustions plus intenses que le gauche doit produire plus d'acide carbonique chez lui.

Appareils et organes. — Les appareils de la vie animale exhalent plus d'acide carbonique que ceux de la vie végétative. M. Paul Bert ayant recherché la quantité d'acide carbonique exhalée par 100 gr. de divers organes appartenant à un métis du chien et du chacal a trouvé les chiffres suivants : muscle 56,8 ; cerveau 42,8 ; reins 15,16 ; rate 15,4 ; testicule 17,5.

L'acide carbonique étant un produit de désassimilation se trouve en plus grande quantité dans le sang veineux que dans le sang artériel. D'après les auteurs allemands, il y aurait 29,14 d'acide carbonique dans le sang artériel, et 33,65 dans le sang veineux.

Circonstances physiologiques. — *Alimentation.* — La quantité d'acide carbonique exhalée est augmentée par l'alimentation et diminuée par le jeûne et l'inanition. D'après Spallanzani, des colimaçons produisent deux tiers d'acide carbonique de moins à jeun qu'après un copieux repas. Storg a constaté la même production moindre d'acide carbonique chez des insectes à jeun. Le docteur Fubini a trouvé que la quantité d'anhydride carbonique exhalée par la peau d'une grenouille était de 100 pendant le jeûne et de 112 pendant la digestion.

D'après Marchand, pendant 48 heures de jeûne, une grenouille exhale 0 gr. 350 d'acide carbonique au lieu de 1260 grammes. Edw. Smith a constaté qu'un jeûne continu de 27 heures causait une diminution de 25 °/₀ d'acide carbonique. M. P. Bert a trouvé 3,7 d'acide carbonique dans le sang d'un chien à jeun et 4,6 dans le sang d'un chien en digestion. La même diminution dans la production d'acide carbonique par l'effet de l'abstinence a été constatée par M. Boussingault sur des tourterelles, par Bidder et Schmidt sur un chat, par Regnault, et Reiset sur le lapin, le chien et la poule, par Vierordt et Valentin sur eux-mêmes. Pettenkofer a recueilli chez un individu 600 gr. d'acide carbonique pendant 24 heures de jeûne et 860 gr, dans le même espace de temps, quand cet individu avait été soumis à une alimentation abondante. Dans la mort par inanition, on voit la quantité d'acide carbonique diminuer très-rapidement dans les derniers moments de la vie.

Au contraire, Horn a trouvé chez un enfant rassasié une augmentation d'acide carbonique dans la proportion de 16 à 24.

Sommeil. — *Hibernation.* — D'après Boussingault,

une tourterelle consomme 0 gr. 250 de carbone par heure éveillée et 0 gr. 162 endormie. Le sommeil réduit la production d'acide carbonique d'un tiers chez l'homme (Scharling), de deux tiers chez les oiseaux (Boussingault). Reignault et Reiset ont constaté qu'une marmotte en état d'hibernation peut n'exhaler que le vingtième de l'acide carbonique produit durant l'état de veille. Les insectes à l'état de nymphes exhalent moins d'acide carbonique, ainsi que l'ont démontré les recherches de Spallanzani, de Newport, de Regnault et Reiset sur des nymphes d'abeilles, des chrysalides de lépidoptères et de ver à soie.

Travail. — D'après Matteucci, la contraction d'un muscle augmente le dégagement de l'acide carbonique. Voit et Sczelkow ont trouvé que l'excédant d'acide carbonique du sang veineux comparé au sang artériel était de 6,7 0/0 dans le sang veineux d'un muscle au repos et de 10,8 0/0 dans celui d'un muscle en action.

Lavoisier et Seguin ont reconnu que l'exercice musculaire double la production de l'acide carbonique. Newport a trouvé que chez certains insectes la locomotion rendait la production d'acide carbonique 25 à 27 fois plus considérable. Un bourdon agité dégage en une heure plus d'acide carbonique qu'il n'en produit pendant 24 heures de repos. Un cheval qui produit 172,66 d'acide carbonique par heure au repos, en produit 376,91 après avoir couru (Lassaigne). Scharling a trouvé pareillement que l'exercice musculaire accroissait la production d'acide carbonique.

Prout a observé sur lui-même qu'un exercice modéré augmente l'exhalation d'acide carbonique. Même observation a été faite par Valentin, Vierordt, Horn, Edw. Smith. D'après ce dernier expérimentateur, l'homme dégage par heure 19 gr. d'acide carbonique pendant son sommeil, 23 gr.

couché le sommeil approchant, 29 gr. assis, 70 gr. 5 marchant avec une vitesse de 2 milles à l'heure, 100 gr. 5 quand la vitesse est de 3 milles et 189 gr. 5 quand la vitesse est de 28,65 pieds par minute.

Le travail cérébral augmente la production d'acide carbonique. Ainsi agissent les travaux intellectuels et les émotions : passions, colère, etc.

Menstruation. — D'après les observations d'Andral et Gavarret, l'exhalation d'acide carbonique cesse de s'accroître chez les jeunes filles dès le moment où s'établit le flux menstruel et elle demeure stationnaire jusqu'à la ménopause. A l'âge de retour la production d'acide carbonique subit une augmentation passagère, puis diminue à mesure que la femme avance en âge. Une femme de 45 ans bien réglée ne brûlait que 6 gr. 2 de carbone par heure, tandis que cinq femmes chez lesquelles le flux menstruel était supprimé brûlaient moyennement par heure 8 gr. 4 de carbone. D'autre part, la consommation moyenne de carbone qui est de 6 gr. 4 par heure chez la femme bien réglée s'élève à 8 gr. chez la femme grosse.

Circonstances mésologiques. — *Lumière.* — D'après Moleschott la production de l'acide carbonique augmente sous l'influence de la lumière. Une grenouille exhale 1 d'acide carbonique dans l'obscurité, 1,015 par un jour sombre et 1,25 par un jour clair. Le Dr Fubini, de Turin, a constaté qu'une grenouille à laquelle il avait été enlevé les poumons exhalait par la peau 100 d'acide carbonique à l'obscurité et 113 à la lumière.

Température. — D'après les expériences de Letellier sur des cochons d'Inde, des souris, des tourterelles, des serins, de 0 à 40 degrés, l'exhalation d'acide carbonique peut varier du simple au double et même au triple. Un cochon d'Inde produit 1 et demi d'acide carbonique à 40°, 2 à 20°, 3 à zéro. Crawford et Delaroche ont trouvé pareillement que la production d'acide carbonique augmente quand baisse la température; Vierordt a constaté le même résultat chez l'homme.

L'exhalation d'acide carbonique est plus grande l'hiver que l'été. M. Barral a reconnu qu'il consommait par heure 13 grammes de carbone en hiver et 10 grammes en été. D'après Edw. Smith, le minimum de l'exhalation de l'acide carbonique se trouve en juillet, août et au commencement de septembre; cette exhalation augmente pendant les mois d'octobre, novembre, décembre pour atteindre son maximum en janvier, février, mars et avril; puis elle décroît graduellement en mai et juin.

Pression barométrique. — M. Paul Bert a vu, en expérimentant sur lui-même, qu'à deux atmosphères la quantité d'acide carbonique exhalé est plus forte qu'à la pression normale. D'après le même expérimentateur, le maximum de production de l'acide carbonique est au voisinage de trois atmosphères.

Lehmann a trouvé pareillement que l'exhalation d'acide carbonique augmente avec l'accroissement de la pression atmosphérique. Enfin d'après Pravaz, l'acide carbonique exhalé dans le bain d'air comprimé s'élève au-dessus des proportions de l'état normal jusqu'à la pression de 10 à 12 centimètres. L'effet consécutif de l'air comprimé à la sortie de l'appareil est l'accroissement de l'exhalation d'acide carbonique.

Maladies. L'exhalation d'acide carbonique augmente dans les fièvres, les phlegmasies, les affections hectiques (Horn, Hervier, St-Lager, Lassaigne, Regnard).

Au contraire, la quantité d'acide carbonique exhalé diminue dans les affections où le sang reçoit moins d'oxygène par suite de l'abaissement de la capacité respiratoire ou d'obstacles mécaniques. Dans la phthisie, par exemple, l'exhalation d'acide carbonique est réduite d'un sixième et d'un cinquième (Hannover).

Conclusion. Le poids absolu d'acide carbonique exhalé étant plus grand chez les espèces supérieures que chez les inférieures, chez le sexe masculin que chez le féminin, chez l'adulte que chez le jeune et le vieux, chez le fort que chez le faible, dans les appareils de la vie animale que dans ceux de la vie végétative, est *en raison directe de l'évolution.*

De plus, ce poids est *en raison directe de la nutrition,* puisqu'il est accru par les circonstances qui augmentent la nutrition : alimentation, veille, travail, lumière, hiver, augmentation de la pression barométrique, et diminué par les circonstances qui diminuent la nutrition: jeûne, sommeil, hibernation, défaut d'exercice, été, diminution de la pression barométrique.

CHALEUR ANIMALE

L'étude complète de la chaleur animale, d'après ma méthode, remplirait un volume. Je me contenterai donc de transcrire les conclusions de cette étude.

La température est plus élevée chez les animaux à sang chaud que chez les animaux à sang froid. Elle est à son maximum chez les oiseaux qui, ainsi que nous l'avons vu, absorbent plus d'oxygène et exhalent plus d'acide carbonique que les autres espèces.

La température est plus élevée chez le mâle que chez la femelle, chez l'adulte que chez l'enfant et le vieillard, dans le côté droit que dans le côté gauche, et dans le cerveau gauche que dans le droit. Elle est plus élevée dans les organes supérieurs que dans les organes inférieurs. D'après les recherches de M. P. Bert, elle est toujours plus élevée au front qu'à la tempe et à la tempe qu'à l'occiput.

Le fonctionnement des organes élève leur température. Le travail intellectuel (déclamation de vers) fait monter la température dans la région frontale gauche (P. Bert).

D'après Park, la chaleur animale s'accroîtrait à mesure qu'on s'avance au nord. La température est plus élevée le soir que le matin.

La température s'élève dans les maladies en raison de la nutrition (fièvres, phlegmasies, etc.), et s'abaisse dans les maladies en raison inverse (anémie, phthisie, méningite tuberculeuse) (Boutan, etc.).

En résumé, le chaleur animale est *en raison directe de la nutrition* et *de l'évolution*. D'après M. Regnard «la quantité de chaleur produite croît en même temps que la consommation d'oxygène, l'élimination de l'urée et de l'exhalation de l'acide carbonique augmentent. Tous ces phénomènes sont donc intimement liés en général et peuvent, par leur ensemble ou pris séparément, servir à mesurer l'intensité des combustions organiques en pathologie ».

LOCOMOTION

Je vais considérer d'abord la contraction musculaire. J'étudierai ensuite la force dynamométrique, la rapidité et la coordination des mouvements.

CONTRACTION MUSCULAIRE

La contration musculaire résulte de la fusion d'une série de secousses plus ou moins nombreuses. On comprend que les secousses aient d'autant moins de durée qu'elles sont plus nombreuses. Grâce à l'élasticité musculaire, les secousses se fusionnent et le tracé graphique donne une ligne au lieu d'une dent de scie. Plus les secousses d'un muscle présentent de durée, moins il faut d'excitations par seconde pour amener la fusion *et vice versa*. Enfin le temps perdu qui s'écoule entre le moment où le muscle reçoit l'excitation et le moment où il réagit, croît en raison de la durée de la secousse elle-même.

Espèce. — La durée de la secousse est plus considérable chez les animaux à sang froid que chez les animaux à sang chaud. Aussi, le nombre des excitations nécessaires pour amener la contraction musculaire est-il moins grand chez les espèces inférieures que chez les supérieures. La secousse se fait très-lentement chez les muscles striés de tortue qui se contractent après 2 ou 3 excitations par seconde ; un muscle de grenouille se contracte après 15 excitations. La contraction du biceps chez l'homme s'obtient au moyen de 25 à 30 excitations par seconde (Haughton, Collongne, König). La secousse des muscles de l'oiseau est très-brève et ne dure que 2 à 3 centièmes de seconde.

Age. — Les secousses sont bien plus prononcées dans le tremblement sénile.

Constitution. — Chez les individus faibles, le tracé graphique ne donne pas une ligne droite et manifeste des ondulations qui indiquent des inégalités dans l'énergie déployée pendant la contraction (Longet).

Organes. — Les secousses sont moins nombreuses. plus isolées, moins fusionnées chez les muscles de la vie végétative que chez ceux de la vie animale.

Dans les appareils de la vie végétative où les muscles à fibre lisse prédominent, il y a, suivant M. Marey, une seule secousse dont la durée est plus ou moins longue. Le muscle cardiaque, à l'état normal, n'entre pas en vibration et donne de simples secousses. La systole est une secousse très-lente à se produire.

Beaunis a trouvé pour les muscles de l'avant-bras 10.5 secousses par seconde. La contraction du masseter exige 25 à 29 vibrations par seconde. (Helmholtz).

Alimentation. — Un muscle privé de sang perd bientôt sa contractilité ; aussi l'anémie amène-t-elle l'abolition de la contractilité (Stenon, Astley, Cooper, Longet). La ligature des artères, en supprimant la nutrition du muscle, diminue l'énergie de la secousse et augmente sa durée. Au contraire, d'après Liegeois, la contractilité est augmentée quand les vaisseaux sont dilatés.

Fonctionnement. — Le repos diminue l'excitabilité musculaire. Quand au moyen de 30 excitations par seconde on a obtenu la fusion des secousses, c'est-à-dire la contraction permanente, si alors on rend encore plus rapides les excitations, la contraction augmente d'énergie, et ce qui prouve qu'elle se compose alors d'un plus grand nombre de secousses fusionnées, c'est que le son ou bruit musculaire devient plus aigu. Si par exemple on serre les dents après s'être bouché les oreilles, on constate que le son s'élève d'une quinte ou d'une octave suivant l'énergie de la contraction. Mais si le fonctionnement est poussé jusqu'à la fatigue, la secousse présente plus de durée.

Innervation — La section d'un nerf fait diminuer graduellement la contractilité des muscles animés par ce nerf. (Vulpian).

Milieu. — La chaleur augmente l'énergie de la secousse et diminue sa durée. Au contraire, le froid diminue le nombre de secousses qu'il faut donner pendant une seconde pour arriver à la contraction. Dans ce cas la secousse présente plus de durée.

D'après Poore, les courants continus augmenteraient la contractilité musculaire.

Pathologie. — Dans certains états pathologiques, la contraction musculaire dégénère en secousses (mouvements choréiformes). Les secousses sont bien plus prononcées dans le tremblement alcoolique par exemple. Tous les poisons amènent le tremblement musculaire ; il en est de même de certains virus (syphilis secondaire, etc.).

Conclusion. — L'énergie, le nombre, la fusion des secousses étant plus grands chez les espèces supérieures que chez les inférieures, chez l'adulte que chez le vieillard, chez les forts que chez les faibles, dans les muscles de la vie animale que dans ceux de la vie végétative, sont *en raison directe de l'évolution.*

De plus, ils sont *en raison directe de la nutrition*, puisqu'ils sont augmentés par les circonstances qui augmentent la nutrition : alimentation, fonctionnement, chaleur, et diminués par les circonstances qui diminuent la nutrition : défaut d'aliments, défaut d'exercice, fatigue, froid.

Au contraire, la durée et l'isolement des secousses sont *en raison inverse de la nutrition et de l'évolution.*

FORCE MUSCULAIRE.

Espèce. — La force musculaire est plus grande chez les espèces supérieures que chez les inférieures. Les muscles sont moins colorés chez les herbivores que chez les carnivores. Aussi ces derniers sont-ils beaucoup plus vigoureux que les premiers.

Race. — Les races supérieures sont plus vigoureuses que les inférieures. La race blanche est la plus forte de toutes les races humaines, qu'il s'agisse de la force manuelle ou de la force rénale. La force manuelle est la force de pression des mains. La force rénale est la force de traction verticale de bas en haut, les deux mains agissant à la fois. Voici quelques chiffres tirés des recherches de Perron, Gaimard, Gould, et qui démontrent que les forces manuelle et rénale sont moins considérables chez les sauvages que chez les civilisés. *Force des mains :* Chinois 46,8, Australiens 48, Tasmaniens 50,6, Timoriens 52,4, Micronésiens 56,8, Français 61. *Force des reins :* Australiens 100, Chinois 111, Timoriens 118, nègres 146, Micronésiens 150, Français 160. D'après Gould, à 24 ans la force rénale est de 155 kilog. chez le nègre et de 166 chez le blanc. « Les Chinois, dit M. Morice, ont peu de résistance musculaire et sont loin d'avoir, à stature et à apparence égales, la force d'un homme d'Europe. » Le directeur de l'usine à gaz de Philippeville me disait que les Arabes employés à l'usine étaient incapables d'un effort continu ou de quelque durée. D'après M. Chaulet, le chiffre moyen du travail possible à l'homme en 12 heures est de 112,320 kilogrammètres, mais ce chiffre n'est atteint qu'en Europe.

Parmi les Européens, les Français, les Anglais, les Allemands sont plus vigoureux que les Italiens, les Espagnols, les Russes. Mon ami le docteur Goyard a constaté à l'exposition de Moscou que quatre Mougiks avaient de la peine à remuer un fardeau soulevé facilement par deux Français.

Dans un même pays, la force dynamométrique varie suivant les régions. Un Bourguignon et un Franc-Comtois sont plus vigoureux qu'un Vendéen et un Breton.

Dans une même région, les classes intelligentes sont plus vigoureuses que les autres. Qui le croirait ? les hommes de la ville sont plus vigoureux que ceux de la campagne. Les ouvriers travaillent beaucoup plus que les paysans, et parmi les ouvriers de toutes les villes, ceux qui sont susceptibles de dépenser en travail la plus grande quantité de force sont les ouvriers parisiens. Paris est la ville du monde où l'on travaille le plus et c'est une des raisons pour lesquelles elle est supérieure aux autres capitales.

Sexe. — L'appareil locomoteur est plus développé chez le mâle que chez la femelle. Chez les insectes, comme en général chez tous les animaux, le mâle cherche la femelle qui le plus souvent a des habitudes plus sédentaires, et qui est même, dans quelques cas, privée d'ailes. L'homme est plus fort que la femme et sa prééminence musculaire est en raison directe de l'évolution, c'est-à-dire qu'elle est plus grande chez l'homme civilisé que chez le sauvage, chez le citadin que chez le paysan, chez le bourgeois que chez l'ouvrier.

Les muscles sont moins volumineux chez la femme que chez l'homme. La force musculaire, mesurée au dynamomètre chez la femme de 25 à 30 ans, est d'un tiers au-dessous de celle de l'homme du même âge. Et qu'on ne dise pas que cela tient à ce que la femme exerce moins ses muscles que l'homme. Dans les cirques, où les enfants des deux sexes reçoivent la même éducation corporelle, il est facile de voir que le garçon est toujours plus vigoureux que la fille.

Age. — L'enfant est plus faible que l'adolescent. L'adulte est plus fort que l'adolescent et le vieillard. Chez le jeune « les muscles sont pâles, mous, grêles, peu énergiques ; plus tard ils sont plus volumineux. Chez l'adulte, la fibre durcit et devient même coriace. » (Colin.)

D'après des observations faites par M. le Dr Rey, du 19 décembre 1871 au 10 mai 1873, sur 350 jeunes gens âgés de 10 ans et demi à 36 ans, reçus par le service de santé comme aptes à servir soit dans les équipages de la flotte, soit dans les troupes de la marine, la puissance musculaire se constitue de 20 à 25 ans et reste stationnaire de 25 à 30. D'après Régnier, entre 25 et 30 ans, l'homme a une force de pression égale à 50 kilog. et une force de préhension égale à 132 kilog. Il conserve les mêmes degrés de force jusqu'à 50 ans. A partir de cette âge, la puissance musculaire décroît progressivement.

Chez le vieillard, les mouvements ont perdu de leur énergie; aussi les patrons préfèrent-ils les jeunes ouvriers aux vieux.

Constitution. — Je commettrais un pléonasme en disant que les forts sont plus forts que les faibles. Il en est de même des grands par rapport aux petits et des bruns par rapport aux blonds.

Les ouvriers des villes sont plus vigoureux que les paysans.

Les hommes intelligents étant plus avancés en évolution que les autres, sont plus vigoureux qu'eux. En général les lycéens qui remportent les prix de mathématique ou de physique obtiennent les mêmes succès en gymnastique.

Au contraire, les idiots sont généralement faibles. Il en est de même des criminels. D'après le Dr Frigerio, la force moyenne du poignet est de 168 chez l'homme sain, de 110 chez le criminel et de 67 chez l'idiot; la force de traction est de 68 chez l'homme sain, de 30 chez le criminel et de 17 chez l'idiot.

Côtés. — Les muscles du côté droit sont plus vigoureux que les muscles correspondants du côté gauche. Les expériences dynamométriques montrent que la main gauche chez les droitiers est beaucoup plus faible que la droite. La différence oscille entre le 1/4 et le 1/3 de la force de pression de la main droite. Cette inégalité n'existe pas seulement chez les manouvriers, elle est tout aussi prononcée chez les hommes voués à des professions intellectuelles. Chez un enfant de 11 ans, la pression de la main droite l'emporte de 2 à 3 kilogrammes sur celle de la main gauche (Burcq). La prééminence du côté droit sur le gauche étant plus grande chez les races supérieures, l'homme, l'adulte, est en raison directe de l'évolution.

Appareils et organes. Les muscles de la vie animale sont plus puissants que ceux de la vie végétative. « Au bras les fléchisseurs sont plus forts que les extenseurs. Au tronc les extenseurs sont plus forts que les fléchisseurs. » (Mathias Duval.)

Circonstances physiologiques. — Alimentation. — L'alimentation insuffisante détermine une atrophie générale du système locomoteur. L'inanition diminue le poids du cœur, comme celui des muscles du squelette. (Colin.)

Les herbivores sont d'autant plus forts que les pâturages sont plus riches. C'est une des raisons pour lesquelles les chevaux du nord sont plus vigoureux que ceux du midi. Une alimentation riche en principes azotés augmente la puissance musculaire. Après un repas à la viande, la force dynanométrique est plus considérable qu'après l'ingestion d'aliments légers. (Edwards). Les ouvriers qui mangent de la viande peuvent fournir un travail beaucoup plus considérable que ceux qui n'en mangent pas. Dans un établissement industriel du Tarn la nourriture animale fit gagner 12 journées de travail par homme. Des français travaillant à la construction du chemin de fer de Paris à Rouen et ne mangeant que des végétaux, ne pouvaient faire dans un temps égal que les 2/3 de l'ouvrage exécuté par des ouvriers anglais qui mangeaient de la viande. Ceux-là s'étant mis à manger de la viande, l'égalité s'établit sur tout l'ensemble du travail. Les nègres de la Géorgie et de la Louisiane qui mangent de la viande sont plus vigoureux que le nègre des Antilles qui se nourrit de végétaux.

Les carnivores sont plus forts que les herbivores. « 140 millions d'Hindous obéiraient-ils à quelques milliers d'anglais s'ils se nourrissaient comme eux ? » (Isidore Geoffroy-Saint-Hilaire.)

Fonctionnement. — Le fonctionnement des muscles accroît la puissance musculaire. Ainsi agit la gymnastique. D'après les observations faites par M. Burcq sur les élèves de l'école de gymnastique de Joinville-le-Pont, la force dynamométrique qui était au milieu du cours de 55 kilog. pour la main droite était de 57 à la fin du cours D'après M. Dally, 90 hommes de la même école ont présenté, après trois mois d'exercice en hiver, une augmentation de 1 cent. 15 pour le thorax, de 1 cent. pour le biceps, de 1 cent. pour la cuisse, de 7 millim. pour le mollet. A cet accroissement musculaire correspondait une augmentation de force de 23 kilogrammes constatée au dynamomètre.

Si l'on classe les professions d'après la force musculaire, on voit que les divers individus occupent un rang d'autant plus élevé qu'ils exercent davantage leurs muscles. Voici quelques chiffres indiquant la force moyenne dans chaque profession, à 21 ans : chauffeurs et mécaniciens 45 k. 83 ; bouchers, charcutiers, boulangers, 42, 77 ; cultivateurs, 42, 11 ; maçons, peintres en bâtiment, 41, 88 ; garçons de café, domestiques, valets de chambre, 40, 56 ; clercs de notaire, artistes, écrivains, 40, 42 ; teinturiers, cordonniers, chapeliers, drapiers, 40, 27 ; graveurs, sculpteurs, photographes, horlogers, facteurs de pianos, 40,04; cochers, 38; menuisiers, ébénistes, plus bas encore.

Si les pauvres sont plus forts que les riches, ainsi que le démontrent les tableaux du Dr Pagliani, c'est qu'ils exercent davantage leur appareil musculaire.

Innervation. — Un muscle dont on a coupé le nerf perd sa force et sa contractilité.

Certaines passions sont excitantes et augmentent la puissance musculaire, en augmentant la nutrition (joie, colère, etc.). D'autres sont déprimantes et diminuent les forces (peur).

Circonstances mésologiques. Jour. — Le soir on est est plus vigoureux que le matin. Les gens qui font du jour la nuit et de la nuit le jour sont en général des individus faibles (femmes, petits crevés) qui sont apathiques toute la journée et ne trouvent de l'activité que le soir. Les gens atteints de maladies chroniques sont dans le même cas. Pour agir il faut un certain degré de nutrition, qui chez les faibles ne se réalise que le soir.

Climat. — Les races du nord sont fortes et les races du midi sont faibles. Les chevaux anglais, allemands, belges, suisses, sont plus vigoureux que les chevaux espagnols, italiens, arabes. En France les boulonnais, les picards, les comtois, les percherons, les normands, sont plus vigoureux que les chevaux des Pyrénées et de la Camargue. En général les chevaux de trait sont fournis par le nord et les chevaux de selle par le midi.

De même, les hommes des pays froids sont beaucoup plus vigoureux que ceux des pays chauds. Tandis que les premiers travaillent 15 heures par jour, les seconds ne peuvent poursuivre un travail quelconque pendant plusieurs heures.

On connaît l'inactivité des orientaux. La mollesse des hommes augmente à mesure qu'on descend vers le midi. Cela nous explique pourquoi la civilisation, qui n'est après tout que le produit du travail, s'est épanouie dans les régions froides et tempérées et n'a pu se développer au midi.

Saison. — C'est une opinion courante que la chaleur affaiblit. Aussi est-on plus fort l'hiver que l'été. Les chevaux sont plus vigoureux en janvier qu'en juillet. Les gymnastes que j'ai consultés à ce sujet m'ont assuré qu'ils accomplissaient plus facilement leurs tours de force l'hiver que l'été.

Altitude. — Les habitants des plateaux élevés sont anémiques et par cela même peu vigoureux. Je tiens de M. le Dr Jourdanet que les portefaix de Mexico sont des enfants auprès de nos forts de la halle.

Circonstances pathologiques. — Les maladies qui diminuent la nutrition générale de l'organisme, diminuent aussi la vigueur musculaire. Que ces maladies frappent la vie animale avant la vie végétative, comme les maladies aiguës ou la vie végétative avant la vie animale, comme les maladies chroniques, elles n'en atteignent pas moins, tôt ou tard, le système locomoteur. « La phthisie des bêtes bovines détermine une atrophie générale du système poussée à un degré extrême chez les vieilles vaches laitières. » (Colin).

M. le Dr Frigerio a calculé la force moyenne du poignet et la force de traction chez 52 hommes sains, 325 aliénés, 241 criminels, etc. Voici le résultat de ses observations dynamométriques :

Force du poignet. — Homme sain 168, aliéné pellagreux 87, aliéné maniaque 75, épileptique 81, dément 81.

Force de traction. — Homme sain 68, pellagreux 24, épileptique 20, maniaque 23.

Conclusion. — La force musculaire étant plus grande chez les espèces et les races supérieures que chez les inférieures, chez le mâle que chez la femelle, chez l'adulte que chez l'enfant et le vieillard, chez le fort et l'individu intelligent que chez le faible et l'idiot, du côté droit que du côté gauche, est *en raison directe de l'évolution.*

De plus, elle est *en raison directe de la nutrition*, puisqu'elle est accrue par les circonstances qui augmentent la nutrition : alimentation, fonctionnement, soir, hiver, pays froid, et diminuée par les circonstances qui diminuent la nutrition : défaut d'aliments, défaut d'exercice, matin, été, pays chaud, altitude.

Rapidité et précision des mouvements.

Espèce. — Les mouvements sont plus rapides, plus précis, et plus coordonnés chez les espèces supérieures que chez les inférieures. La tortue se déplace 50 ou 60 fois plus lentement que l'oiseau.

Race. — Les Français et les Américains sont beaucoup plus agiles que les Allemands.

Sexe. — Les mouvements sont plus rapides et plus précis chez l'homme que chez la femme. Chez les pianistes, le *mécanisme* atteint un plus haut degré de perfection chez l'homme que chez la femme.

Age. — Les mouvements sont lents chez le nouveau-né, plus rapides chez l'adolescent que chez l'enfant et redeviennent lents chez le vieillard. De même, la coordination et la précision des mouvements volontaires, qui sont nulles chez le nouveau-né, commencent à se montrer chez l'enfant de deux ans et s'accentuent chez l'adolescent et chez l'adulte. Chez le vieillard, les mouvements perdent de leur précision et ne sont plus coordonnés. La tête et les mains tremblent; la marche est moins assurée.

Constitution. — Les mouvements sont plus rapides et plus précis chez les forts que chez les faibles. Ces derniers, en raison même de leur faiblesse, ne savent pas proportionner l'effort au but qu'ils dépassent souvent. Les mouvements sont plus rapides et plus sûrs chez les ouvriers de nos villes que chez les paysans. Ceux-ci font lentement tout ce qu'ils font, marchent lentement, travaillent lentement, mangent lentement. Si les ouvriers parisiens, dont on vante avec raison l'habileté, travaillent bien et vite, c'est que, chez eux, les mouvements sont d'une vélocité et d'une prestesse incroyables.

Côté. — Les mouvements ne sont pas aussi rapides ni aussi précis à gauche qu'à droite.

Organes. — Les contractions rapides appartiennent aux muscles striés et les lentes aux muscles lisses. L'abaisseur d'une aile d'oiseau est plus puissant et plus rapide que l'éleveur.

Alimentation. — Le défaut d'aliments diminue la rapidité et la précision des mouvements qui sont accrues par l'alimentation. Après un repas à la viande les mouvements sont plus faciles, plus énergiques qu'après l'ingestion d'aliments légers. (Edwards.)

Fonctionnement. — L'exercice des muscles augmente la rapidité et la précison des mouvements. C'est ce qu'il est facile d'observer dans toutes les professions manuelles. Le fonctionnement donne, augmente et entretient l'habileté du travailleur.

Mais, si le travail est poussé jusqu'à la fatigue, les mouvements perdent de leur rapidité et de leur précision.

Maladies. — Le défaut de nutrition rend les mouvements lents et indécis. C'est ce qui arrive dans la chorée, par exemple. De même, les poisons qui agissent sur l'appareil locomoteur troublent les mouvements (convulsions, tremblements alcooliques, etc.)

Conclusion. — La rapidité, la précision et la coordination des mouvements, étant plus grandes chez les espèces et les races supérieures que chez les inférieures, chez l'homme que chez la femme, chez l'adulte que chez l'enfant et le vieillard, chez le fort que chez le faible, du côté droit que du côté gauche, sont *en raison directe de l'évolution.*

De plus, elles sont *en raison directe de la nutrition,* puisqu'elles sont accrues par les circonstances qui augmentent la nutrition : alimentation, exercice, et diminuées par les circonstances qui diminuent la nutrition : défaut d'aliments, fatigue, maladies.

PHONATION

Je me propose d'étudier la hauteur de la voix. On sait que l'évolution du larynx se traduit, au point de vue anatomique, par une augmentation dans les dimensions de l'organe et au point de vue physiologique, par une diminution de l'acuité et par une augmentation de plus en plus grande de la gravité de la voix.

ACUITÉ DE LA VOIX.

Espèce. — La voix est plus aiguë chez les animaux inférieurs que chez les supérieurs, chez les oiseaux que chez les mammifères, chez les petites espèces que chez les grosses. Pour s'en convaincre, il suffit de comparer le cri de la souris ou de l'hirondelle au beuglement du bœuf, au rugissement du lion, etc. La voyelle *i* qui est la plus aiguë de toutes les voyelles (7,520 vibrations) domine dans les sons émis par les espèces inférieures ; au contraire la diphthongue ou qui représente un nombre peu élevé de vibrations (470) est très-répandue dans la langue des espèces supérieures.

Race. — Les peuples anciens devaient avoir la voix aiguë, puisque, chez eux, la pomme d'Adam, qui est d'autant plus prononcée que la voix est plus basse, passait pour une difformité. Les statues grecque et romaine n'ont pas de pomme d'Adam. Les hymnes anciens se chantaient sur des tons très-aigus. Les instruments de l'antiquité rendaient des sons très-perçants, exemple la flûte traversière des Egyptiens comparable à notre fifre, les flûtes grecque et romaine. D'après Ovide, la flute dont on faisait usage dans les chœurs était rivale de la trompette. La petite flûte aux notes aiguës a été inventée avant la grande flûte aux sons graves.

A mesure que les races évoluent, le diamètre antéro-postérieur du larynx augmente, la pomme d'Adam se dessine de plus en plus et la voix tend à s'abaisser d'une manière constante.

En 1861, M. Stephen de la Madeleine, écrivait à M. le ministre des beaux-arts : « Les voix disponibles ne sont pas à la *hauteur* du rôle. Lorsqu'on remet d'anciennes partitions au répertoire, on pourrait abaisser les tonalités trop élevées. » C'est pourquoi les ténors deviennent de plus en plus rares et sont payés de plus en plus cher. Les directeurs d'Opéras qui en sont venus à remplacer les ténors par des femmes ne me contrediront pas. Les peuples primitifs de l'Europe devaient tous être ténors ; leurs descendants actuels sont barytons ;

plus tard nos petits-fils auront des voix de basse-taille.

Si nous considérons les races actuelles, nous voyons que les inférieures (nègre, mongole, etc.) ont la voix plus haute que les races blanches supérieures. Les Nubiens que nous avons vus au jardin d'acclimatation avaient la voix très-aiguë et poussaient de véritables cris d'oiseaux dans les combats qu'ils simulaient en présence du public. Les races noires ont la voix haute, stridente. Je tiens de mon ami le Dr Napias qu'on ne trouve pas de nègre ayant la voix basse. Les musiques chinoise et japonaise sont très-aiguës (E. Madier de Monjau).

Parmi les races européennes, les Italiens, les Espagnols fournissent plus de ténors que les Français, les Anglais, les Allemands qui sont plus avancés qu'eux en évolution. Déjà, sous Louis XIV, on faisait venir tous les *soprani* d'Italie. Ce pays a tellement la réputation d'être la patrie habituelle des ténors que les ténors non italiens ont coutume d'italianiser leur nom, exemple Nicolas, Nicolini, etc.

Sexe. — Chez toutes les espèces, la voix de la femelle est plus aiguë et plus faible que celle du mâle. La poule, la chienne, la jument ont la voix plus haute que le coq, le chien, le cheval. La voix de l'ânesse, suivant l'observation de Buffon, est plus claire et plus perçante que celle de l'âne.

De même la femme a la voix plus aiguë que l'homme. Au point de vue anatomique, le diamètre antéro-postérieur du larynx est de 25 millimètres chez l'homme et de 36 millim. chez la femme (Sappey). Aussi la pomme d'Adam est-elle plus saillante chez celui-là que chez celle-ci. D'après le Dr Mandl, le larynx de l'homme est plus développé, a des formes plus accusées, des muscles plus forts et des cartilages plus épais, plus grands. Les cordes vocales de l'homme et de la femme sont moyennement dans le rapport de 3 à 2 (Gavarret).

Au point de vue physiologique, jusqu'à la puberté, garçons et filles ont à peu près la même voix. Après la puberté, la voix s'abaisse d'une octave chez les garçons, de deux tons chez les filles. Elle reste donc plus élevée chez le sexe féminin. La femme chante toujours à l'octave de l'homme. Dans les races humaines inférieures la femme a aussi la voix plus haute que l'homme. La voix de la négresse est encore plus stridente que celle du nègre.

Age. — Les jeunes animaux ont la voix plus aiguë que les adultes, exemple le chevreau, le petit chien, etc. La voix est plus élevée chez le nouveau-né que chez l'enfant, chez celui-ci que chez l'adolescent et chez l'adolescent que chez l'adulte. Un enfant de 10 ans a une voix de soprano. Vers l'âge de la puberté la voix du jeune garçon mue et descend d'une octave. Avec les progrès de l'âge, les limites de la voix de l'homme continuent à se déplacer de l'aigu au grave. On est ténor à 16 ans, baryton à 25, basse à 35. Les ténors de profession ne peuvent conserver leur voix qui baisse peu à peu et les transforme en barytons.

Chose remarquable, la voix s'élève de nouveau pendant la vieillesse. Le larynx du vieillard est plus petit que celui de l'adulte (Segond). Chez une vieille femme que j'ai observée et qui a vécu jusqu'à 87 ans, la voix de plus en plus aiguë était d'une acuité extrême à l'époque de sa mort. Quelques heures avant de mourir cette femme poussait de véritables cris d'oiseaux.

Constitution. — Les faibles et les petits ont la voix plus haute que les grands et les forts. J'ai vu un nain de 21 ans qui avait la voix d'un enfant de 5 ans. Les blonds ont la voix plus aiguë que les bruns. On connaît la voix flûtée des blondes. En général, les sopranos et les ténors sont blonds tandis que les contralti et les basses sont bruns

(Schaaffhausen). Les ténors sont minces et grêles tandis que les basses sont gros et ventrus.

La voix est plus élevée chez les paysans que chez les habitants des villes. « Chose remarquable, dit Paul Féval, dans *Madame Gil Blas*, il n'y a pas de basses dans ces concerts des bords de l'Orne ou de la Vire. On ne sort du ténor plaintif que pour tomber dans le castrat suraigu. »

La voix est grave chez les hommes sérieux et intelligents, et flûtée chez les gens légers et les imbéciles. Elle est plus basse chez les individus avancés en évolution que chez les retardataires ou les rétrogrades. Cela nous explique sans doute pourquoi la voix est flûtée chez les ecclésiastiques et grave chez les libres penseurs. Feu Monseigneur Thomas-Casimir, évêque de Nevers, avait la voix si aiguë que les paysans Nivernais l'avaient surnommé le *jo*. Dans nos chambres il est facile d'observer que la voix est élevée chez les orateurs de la droite : de Broglie, de Gavardie, Larochefoucauld-Bisaccia, et basse chez les orateurs de gauche : Gambetta, etc.

Circonstances physiologiques. Alimentation. — La voix est plus haute avant les repas qu'après. Aussi les ténors dînent-ils de bonne heure afin de conserver l'acuité de leur voix. Les excitants : liqueurs fortes, etc., en produisant une certaine congestion du larynx, font baisser la voix. Aussi les ténors sont-ils sobres et préfèrent-ils comme boisson les sirops aux liqueurs alcooliques, tandis que les basses peuvent abuser sans inconvénient du boire et du manger.

Fonctionnement. — On sait que l'action de chanter détermine une congestion des organes de la phonation. Un ténor qui exerce trop sa voix perd des notes et devient baryton.

Reproduction. — La castration arrête l'évolution de l'organisme général et élève considérablement la voix. Les castrats conservent toute leur vie le larynx et la voix du jeune âge. Les ennuques des harems, de la chapelle Sixtine, etc., ont la voix très-haute.

De même le cheval hongre a la voix plus brève, plus aiguë que le cheval entier.

L'abus des plaisirs sexuels fait baisser la voix qui se maintient haute chez les individus chastes. Aussi les ténors qui ne sont pas sages deviennent bientôt des barytons. Quant aux basses, ils peuvent user et abuser de ces plaisirs, sans aucun inconvénient pour leur voix.

Innervation. — Les émotions déprimantes, comme la peur, font monter la voix. Au contraire les émotions excitantes, comme la colère, la font baisser.

Circonstances mésologiques. — Les chanteurs montent plus haut le matin que le soir. Aussi la musique des matines est-elle plus élevée que celle des vêpres.

La voix est plus aiguë au midi qu'au nord. La plupart de nos ténors français viennent des départements pyrénéens ou méditerranéens : Toulouse, Nîmes, Provence, Avignon. Un baryton qui va dans le midi gagne 3 ou 4 voix et devient ténor.

Au contraire, la voix est grave dans le nord, qui fournit des basses comme le midi fournit des ténors. A l'église russe de Paris on entend des basses qui donnent des contre ut de poitrine.

La voix est un peu plus haute l'été que l'hiver.

Pathologie. — L'inflammation aiguë ou chronique du larynx fait baisser la voix.

Conclusion. — L'acuité de la voix étant plus grande chez les espèces et les races inférieures que chez les supérieures, chez la femme que chez l'homme, chez l'enfant et le vieillard que chez l'adulte, chez le faible que chez le fort, est *en raison inverse de l'évolution.*

De plus, elle est *en raison inverse de la nutrition,* puisqu'elle est accrue par les circonstances qui diminuent la nutrition : jeûne, castration, matin, été, pays chauds, et diminuée par les circonstances qui augmentent la nutrition : alimentation, excitants, fonctionnement, soir, hiver, pays froids.

Il en est de même de la faiblesse de la voix qui s'allie toujours à l'acuité.

Au contraire, la *gravité* de la voix est en raison directe de la nutrition et de l'évolution. L'intensité de la voix est aussi en raison directe de l'évolution puisqu'elle est plus grande chez les espèces supérieures, le mâle, l'adulte, le fort. Chez toutes les espèces, la femelle a la voix plus faible que le mâle.

L'horrible rugissement du lion n'est qu'un ronflement assez faible chez la lionne. La parole est forte chez l'homme et douce chez la femme. Le cheval hongre a la voix moins éclatante que le cheval entier. L'alimentation accroît la force de la voix. L'intensité de la voix est donc, comme la gravité, en raison directe de la nutrition.

LANGUE ET CHANT.

L'évolution du larynx a dû exercer sur la formation des langues une influence qui n'a pas encore été déterminée et qu'il importe d'étudier.

Espèce. — Ainsi que je l'ai déjà dit, les cris sont aigus chez les petites espèces et graves chez les grosses. L'*i* (7,200 vibrations) domine dans le cri des oiseaux, l'*é* (3,600) dans le bêlement du mouton, l'*a* (1,800) dans l'aboiement du chien, l'*o* (900) et l'*ou* (450) dans le rugissement du carnivore supérieur.

Race. — Les petites races de chiens aboient en *i*, les moyennes en *a*, les grosses en *ou*.

La voyelle *a* est la plus facile à émettre pour l'homme et est prononcée par l'enfant avant les autres voyelles. Aussi les langues primitives sont-elles en *a*, exemple le sanscrit, les langues inférieures actuelles : nègres, etc. Si l'onomatopée a engendré certains mots, les termes aigus doivent avoir précédé les termes graves, puisque les cris perçants ont été entendus avant les autres. Les terminaisons des langues primitives, comme le sanscrit, semblent être plus aiguës que celles des langues moins anciennes comme le latin et le grec. Le masculin et le féminin du sanscrit *a* et *i* deviennent en grec *os* et *ê* et en latin *us* et *a*.

Le *navas* du sanscrit a engendré le *novus* du latin. *Virtus* et *mittere* sont devenus vertu et mettre. Beaucoup de voyelles se sont abaissées en passant des vieux dialectes ou patois dans le français actuel. Dans son étude sur le dialecte berrichon, mon ami le docteur Coudereau, donne de nombreux exemples de cette transformation. C'est ainsi que les mots *i*gneau, br*eu*iller, m*ain*grelet, chap*i*au, or*i*ller, *al*ip*i*aux, char*eu*gne, cropion, b*o*rgeois, h*i*meur, b*eu*vons, empr*i*nt, du dialecte berrichon, sont devenus en français agneau, brailler, maigrelet, chapeau, oreiller, oripeaux, charogne, croupion, bourgeois, humeur, buvons, emprunt.

Nous avons vu que la musique et les chants des races inférieures étaient très-aigus. Il en est de même des anciens hymnes des races supérieures.

Sexe. — La voix de la femme étant plus élevée que celle de l'homme, il n'est pas étonnant que les chansons et les parties chantées par les femmes soient sur un registre également plus élevé. Mais, ce qu'il y a d'étonnant dans la formation des langues et ce qui évidemment est en rapport avec le fonctionnement de la voix dans les deux sexes, c'est que, dans toutes les langues, les terminaisons féminines, qu'il s'agisse d'adjectifs, de substantifs, etc., sont plus aiguës que les terminaisons masculines. En voici quelques exemples : les masculins et féminins sont en sanscrit *a* et *i*, en grec *os* et *ê*, en latin *us* et *a*. Dans cette dernière langue, quand le masculin est en *or*, le féminin est en *ix*.

En français, les adjectifs féminins sont toujours plus aigus ou se prononcent d'une façon plus aiguë que les masculins, exemple : ami, ie; favori, favorite; instruit, ite; bénin, igne; masculin, ine; plein, eine; aboyeur, yeuse; gueux, gueuse; vieux, vieille; vengeur, geresse; étranger, ère; frais, aîche; ancien, enne; abstrait, te; aimé, ée; droit, oite; long, gue; mignon, onne; beau, belle; sot, otte; doux, douce; fou, folle; nu, nue.

Il en est de même des substantifs, exemple : roi, reine; marquis, ise; fils, fille; acteur, rice; abbé, besse; chat, atte; paysan, anne; comte, tesse; agneau, gnelle; etc. La même chose s'observe quand les substantifs masculin et féminin n'ont entre eux aucun rapport; exemple : garçon, fille; mâle, femelle; homo, mulier, etc.

Age. — L'*a* est la voyelle la plus facile à émettre. Aussi les enfants prononcent-ils d'abord les mots en *a*, exemple : papa, maman, caca, tata, dada. Peut-être est-ce pour la même raison que les paysans disent une *palle* pour une pelle. Disons en passant que l'*i* est la voyelle la première perçue par les enfants. Aussi a-t-on l'habitude de leur parler en *i*, exemple : petit, chéri, bibi, etc.

Constitution. — Comme nous venons de le voir, on parle aux petits en *i*. Au contraire on parle aux grands en *o*, exemple : gros, poulot, etc.

Les faibles ont la voix plus élevée que les forts. Aussi rient-ils en *i* et en *é*, tandis que les forts rient en *o* et en *u*. En 1662, l'abbé Damascène d'Orléans écrivait : ceux qui rient en *o* sont sanguins, en *a*, phlegmatiques, en *e* bilieux, en *i* mélancoliques. Or les mélancoliques sont en général faibles tandis que les sanguins sont forts.

On sait que les faibles et les idiots ont toujours la lèvre pendante et la bouche ouverte. Aussi se servent-ils plutôt des voyelles *i*, *a*, *é* qui se prononcent la bouche ouverte que des voyelles *o* et *u* qui se prononcent la bouche fermée. Au contraire les individus avancés en évolution emploient aussi bien les voyelles *o*, *u*, *ou* qu'on pourrait appeler supérieures que les voyelles inférieures *i*, *a*, *é* qui d'ailleurs ont été les premières entendues dans l'évolution, ainsi que nous le verrons en étudiant le sens de l'ouïe.

Les considérations que je viens d'exposer permettent de comprendre pourquoi les terminaisons en *i* et en *é* dominent dans les dénominations ou dans les qualifications des êtres ou des objets petits, tandis que les terminaisons en *an*, *o*, *u*, *ou*, servent à appeler ou à qualifier les êtres ou les objets grands. Pour s'en convaincre, il suffit de comparer les adjectifs petit, chétif, mince, frêle, grêle, maigre, aux qualificatifs opposés robuste, grand, immense, gros, gras, énorme, fort. On dirait que le mot exprimant la qualité supérieure représente moins de vibrations que le qualificatif inférieur. Il en est de même s'il s'agit de quantités, exemple : peu, moins, simple, centième, léger ; beaucoup, plus, double, centuple, lourd.

Les *diminutifs* se font avec les voyelles fermées *e*, *i* (bœuf, vache, bodiche, génisse ; Piccolo, Piccolino). Les *augmentatifs* se font avec les voyelles ouvertes *a*, *o*, *ou*. Les noms collectifs qui doivent être moins anciens que les autres sont souvent en *ou*, exemple : troupe, foule. Les pluriels sont plus graves que les singuliers, exemple : animal, aux ; travail, aux, etc.

Prenons maintenant des exemples parmi les substantifs et considérons les noms donnés aux animaux. Nous verrons les vibrations diminuer dans les noms à mesure que nous nous élevons des petits animaux aux gros : souris, rat, chat, chien, lapin, lion, loup (ici l'imitation a dû jouer un rôle), éléphant, mastodonte. Je soutiens qu'il y avait des raisons pour que souris finit en *i*, éléphant en *an* et que l'inverse n'aurait pas pu se produire (sourant, éléphis). Mes raisons sont biologiques et je crois que la biologie seule est en mesure d'expliquer ces phénomènes que les linguistes ont eu le tort de laisser de côté. On pourrait trouver la même série dans les noms de fruits : cerise, guigne, cassis, raisin, fraise, groseille, poire, abricot, pomme, dans les noms de légumes : radis, flageolet, melon, cantaloup, citrouille, etc.

Voici d'autres exemples à l'appui de ma thèse : cri, hurlement, etc. ; fifre, flûte ; famine, disette. abondance ; jamais, toujours ; tard, tôt ; nain, géant, colosse ; faible, faiblesse, fort, force ; roquet, dogue, molosse, etc.

Circonstances physiologiques. — Les chants qui expriment les sentiments enfantins, féminins, juvéniles, passifs sont dans des tons aigus ; tels sont les romances et les parties chantées par les amoureux, timides et naïfs. On sait que les rôles de soupirants sont remplis d'ordinaire par des ténors. On m'objectera que Don Juan est un baryton. Je répondrai que Don Juan n'est pas un amoureux naïf mais un séducteur de profession qui calcule et reste maître de sa passion. La peur, la douleur s'expriment en notes aiguës.

Au contraire, les sentiments mâles, actifs : courage, colère, etc., sont exprimés dans des tons graves. Il en est de même des rôles intellectuels, c'est-à-dire des rôles de traîtres qui conspirent, de pères, de vieillards, de mentors qui admonestent. Ces rôles sont remplis par les basses.

De même, au théâtre, les voix graves sont chargées des rôles graves et sérieux. M. Maubant, par exemple, jouera les rôles de père sérieux (le père du Menteur par exemple), de frère grave et raisonnable, comme les frères d'Orgon et de Chrisalde. Dans la tragédie il jouera Don Diège, etc. Au contraire les rôles légers sont confiés aux acteurs qui ont la voix élevée, comme les jeunes premiers par exemple.

Le ton plus ou moins bas ou élevé de la voix est toujours en rapport avec les sentiments de celui qui parle. La crainte et la timidité font monter la voix qui baisse au contraire sous l'influence du courage ou de la colère. Si *amo* du latin se conjugue en *a* et *timeo* en *é*, c'est que le premier exprime l'amour et le second la crainte. Quand on dit d'un individu révolté qu'il élève la voix, cela signifie que sa voix est plus éclatante, non parce qu'elle est plus élevée, mais au contraire parce qu'elle est plus basse.

Les interjections ont une acuité et une gravité en rapport avec les sentiments qu'elles expriment. *i* et *e* marquent la crainte et la timidité; au contraire *o* et *ou* expriment le courage et la colère.

Les interjections dont un individu se sert pour pleurer ou pour rire ont souvent une acuité ou une gravité en rapport avec son caractère et ses sentiments. Prenons le rire par exemple. D'après le journal *l'Horoscope*, il y a autant de genres de rire que de voyelles, l'*i*, rire des enfants et des personnes naïves, dénote une nature serviable, dévouée, mais timide, irrésolue. Les blondes rient en *i*. Le rire en *é* est le propre des phlegmatiques et des mélancoliques. Les personnes qui rient en *a* sont franches, inconstantes, amoureuses du bruit et du mouvement. L'*o* indique la générosité des sentiments et la hardiesse dans les mouvements. L'*u* est le rire des avares, des hypocrites, des misanthropes. En résumé, les rires en *i*, en *e*, en *a* sont des rires de sentiment, naïfs, légers, inconstants. Ce sont les rires des enfants, des femmes, des faibles. Au contraire, les rires en *o* et en *u* sont des rires masculins, virils, raisonnables, intellectuels.

Nous avons vu plus haut que les qualificatifs inférieurs se terminaient en *i* et en *e* tandis que les supérieurs se terminaient en *o*, *u*, *ou*. Les mots qui expriment des idées et des faits désagréables sont en général plus aigus que ceux qui ont une signification opposée, exemple : mauvais, bon; laid, beau; antique, vieux, ancien, nouveau, jeune, adulte; coupable, innocent; amer, doux, pire, bien, mieux, excellent; bas, haut; petit, grand (voir plus haut), vice, vertu; maladie, santé; gourmandise, sobriété; misère, fortune; imbécile, spirituel; bête, intelligent; haine, amour; accusé, juge; froid, chaud; abandon, secours; perte, salut; pluie, soleil; nuit, jour; hiver, printemps, été, automne; vif, lent. (La vivacité se rencontre surtout chez les êtres petits.)

Les mots qui marquent l'activité, le mouvement, le temps présent, sont plus aigus que ceux qui expriment la passivité, le passé, exemple : ho, hue; amavi, amavisti, etc.; amo, amas, etc. En français, les passés sont souvent en *é*, en *i*, et les présents toujours en *ant* : passé, présent, passant; fini, finissant. L'adjectif qui, dans la formation des langues, a toujours précédé le substantif est aussi toujours plus aigu. Il en est de même des mots concrets par rapport aux mots abstraits.

Comme les notes aiguës, les mots aigus se prononcent avec plus de volubilité que les mots graves. Les notes basses d'un instrument ont tellement de durée qu'elles ne peuvent être jouées rapidement. Au contraire, les notes hautes sont brèves et peuvent être toutes perçues; exemple les trilles qui sont toujours sur un ton élevé. De même, dans les mots, les voyelles élevées *i*, *e*, *a* sont souvent répétées, tandis que les voyelles basses *o*, *u*, *ou* ne le sont presque jamais. L'*a* des mots simples devient *e* dans les mots composés qui, grâce à cette transformation, se prononcent plus rapidement et plus facilement. Ex.: *facere, reficere*. (Loi du moindre effort.)

Conclusion. — Les mots aigus semblent caractériser les races inférieures, la femme, l'enfant, le vieillard, le faible, les sensations et les sentiments inférieurs. Au contraire, les mots graves caractériseraient les races supérieures, l'homme, l'adulte, le fort, les sensations et les sentiments supérieurs. Les premiers seraient donc en raison inverse et les seconds en raison directe de l'évolution.

Quoi qu'il en soit, il ressort de cette étude, qui d'ailleurs est très-incomplète, que l'évolution du larynx, qui a été des voyelles aiguës aux voyelles graves, a joué un rôle certain dans la formation des mots, sinon dans nos langues supérieures qui tendent à devenir abstraites, du moins dans les langues primitives et inférieures qui sont basées exclusivement sur la sensation.

INNERVATION

L'étude de l'innervation est tellement vaste que je crois devoir traiter ce sujet à part en lui consacrant un fascicule tout entier.

Cependant je puis affirmer dès maintenant que les phénomènes sensitifs, moraux, intellectuels et volontaires peuvent et doivent être étudiés suivant les circonstances anatomiques, physiologiques, mésologiques et pathologiques qui agissent en biologie. Après avoir classé les sens d'après leur ordre d'apparition et étudié l'évolution particulière de chacun d'eux, j'aborderai l'étude des facultés morales et intellectuelles qui, elles aussi, apparaissent et évoluent suivant un certain ordre en formant une véritable échelle psychologique. Au bas de cette échelle se trouvent les facultés inférieures qui sont à leur maximum chez les êtres inférieurs, c'est-à-dire chez les espèces et les races inférieures, la femme, l'enfant, le vieillard, le faible, l'idiot, le cerveau droit, la partie postérieure du cerveau. Quand ces facultés, qui caractérisent les gens peu intelligents, sont par trop développées, elles engendrent, au point de vue moral, des vices comme la gourmandise, la luxure, la paresse, etc. Au point de vue intellectuel, elles donnent naissance à l'esprit d'imitation, aux illusions, à l'amour de la routine et de la tradition, à la religiosité, etc. Ces facultés qui caractérisent les êtres les moins avancés en évolution sont accrues par les circonstances qui diminuent la nutrition : défaut d'aliments, défaut d'exercice, menstruation, matin, été, pays chauds, altitude, etc., etc., diminuées par les circonstances contraires qui augmentent la nutrition. Elles sont donc *en raison inverse de l'évolution et de la nutrition.*

Au contraire, au sommet de l'échelle se trouvent les facultés supérieures qui sont à leur maximum chez les êtres supérieurs : espèce humaine, race blanche, sexe masculin, âge adulte, constitution forte, et chez les parties cérébrales supérieures : cerveau gauche, partie antérieure du cerveau. Ces facultés qu'on rencontre chez les gens intelligents sont celles qui engendrent, au point de vue moral, les vertus et, au point de vue intellectuel, l'esprit de création, la méthode scientifique, l'amour de la science et du progrès. Elles dominent les facultés inférieures qui souvent sont leurs instruments, comme la mémoire, par exemple. Ces facultés supérieures qui caractérisent les êtres les plus avancés en évolution sont accrues par les circonstances qui augmentent la nutrition : alimentation, exercice, soir, hiver, climats froids, etc., et diminuées par les circonstances contraires qui diminuent la nutrition. Elles sont donc *en raison directe de l'évolution et de la nutrition.*

Entre ces deux grands groupes de facultés, entre ces échelons supérieurs et inférieurs, se trouvent les facultés intermédiaires moyennes, que l'on peut considérer comme des défauts supérieurs ou comme des qualité inférieures et que l'on rencontre chez les individus d'une intelligence médiocre : métaphysiciens, etc.

REPRODUCTION.

FÉCONDITÉ.

Circonstances anatomiques. — *Espèces.* — Les espèces inférieures sont plus fécondes que les supérieures et la fécondité diminue à mesure qu'on s'élève dans l'échelle de l'évolution.

La fécondité des végétaux est considérable. Une tige de maïs porte 2,000 graines, un pied de soleil 4,000, un pavot 32,000, un pied de tabac 40,000, un platane 100,000, un orme 500,000.

De même, chez les animaux inférieurs, la fécondité n'a pas de limites. En 42 jours, une seule paramélie fournit une descendance de 1,384,416 individus nouveaux. Cet animalcule unique, mesurant 2/10 de millimètres, s'est accru de 277 mètres. Une portée ordinaire de papillon est de 400 œufs, la femelle du termite pond 60 œufs par minute, une mouche peut produire 746,496 mouches semblables à elle. La postérité d'un puceron femelle s'élève à 44,461,010 millions à la huitième génération sans intervention du mâle.

Chez les vertébrés inférieurs, la fécondité est aussi très-considérable. Une morue porte 9,000 œufs, un hareng 12,000, une carpe de 40 centimètres de longueur 202,224, une perche 380,000, une femelle d'esturgeon 7,653,200.

La fécondité diminue de plus en plus à mesure qu'on s'élève des ovipares aux vivipares, des poissons aux reptiles, des reptiles aux oiseaux, des oiseaux aux mammifères. Pour Wundt, la quantité des matériaux de reproduction diminue à mesure que le volume de l'animal s'accroît. Ainsi s'explique pourquoi les mammifères de grande taille sont moins féconds que ceux de petite taille. La paléontologie nous apprend que des animaux géants comme l'anthrocotérium, le dinothérium, etc., ont disparu sans laisser de postérité.

Race. — Les races végétales et animales inférieures sont plus fécondes que les supérieures. Les oranges « fines » du commerce ont moins de pépins que les autres. Je tiens de vétérinaires et de dresseurs de chiens que les races intelligentes sont moins fécondes que les autres. Les portées qui sont de 4 et 5 petits chez le chien bull et caniche par exemple, sont de 7 et 8 chez le lévrier et le chien de chasse.

Considérons l'espèce humaine. Si certaines races inférieures sont stériles, c'est qu'elles meurent littéralement de faim. Tel est le cas des Hottentots et des Fuegiens. Nous verrons plus tard que l'exercice de la fonction de reproduction n'est compatible qu'avec un certain degré de nutrition. Mais les races inférieures qui sont suffisamment nourries sont plus fécondes que les supérieures. Les Boers du Cap, par exemple, d'après Barrow, ont 6, 7 et même 12 et 20 enfants par famille. Chez les Cafres la fécondité est extraordinaire et les jumeaux sont aussi nombreux que les enfants nés de couches simples. Il n'est pas rare que la femme cafre ait 3 enfants à la fois. La race noire est plus féconde que la blanche. D'après le docteur Pendleton, la fécondité de la blanche étant 2,05, celle de la négresse est 2,42. Enfin tout le monde sait avec quelle incroyable rapidité pullule la race jaune. Les Annamites, par exemple, ont en moyenne huit enfants.

Comparons maintenant les diverses races européennes. J'ai sous les yeux le tableau des divers États européens rangés par ordre de fécondité. La Russie est la plus féconde de toutes les nations, puis viennent l'Espagne, l'Irlande, l'Italie, la Hongrie, la Norwége, la Suède, la Prusse, les Pays-Bas, l'Autriche, la Belgique, l'Angleterre, la Saxe, le Danemarck, la Bavière, la Suisse et la France. Ainsi la France est la moins féconde des nations de l'Europe, ce qui ne veut pas dire qu'elle leur soit inférieure comme l'ont prétendu plusieurs auteurs français et étrangers. Si la fécondité est vraiment en raison inverse de l'évolution, comme nous sommes en mesure de le prouver, la stérilité relative des Français, bien loin d'être un signe de dégénérescence, est un caractère de supériorité. A qui fera-t-on croire que les Russes, les Espagnols, les Irlandais, les Italiens, les Hongrois sont plus avancés en évolution que les Suisses et les Français? Car les Suisses sont aussi peu féconds que nous et personne cependant n'a jamais eu l'idée d'accuser la République helvétique d'être en voie de décadence. Non, les nations les plus fécondes de l'Europe, d'après le tableau reproduit ci-dessus, sont précisément les nations les plus jeunes et les plus arriérées dans la voie de la civilisation.

On a dit que la stérilité française était volontaire et que le Français reculait devant les devoirs de la paternité et de la maternité. Cette accusation est absolument injuste, attendu qu'il n'existe pas de peuple plus économe et en même temps plus courageux et plus généreux que le peuple français. Si le Français est le moins fécond de tous les Européens, c'est qu'il est le plus actif, le plus vigoureux, le plus intelligent, en un mot le plus avancé de tous en évolution. C'est pour la même raison qu'un homme de 30 ans est moins fécond qu'un jeune homme de 20, bien qu'il soit de beaucoup plus fort et plus intelligent que lui. « La population, disait M. Thiers, le 10 juin 1872, à l'Assemblée nationale, avance très-vite et très-considérablement chez les nations jeunes, croît beaucoup moins vite chez les nations arrivées à l'âge de la virilité, de la maturité, chez les nations plus avancées en civilisation. » En matière de fécondité, comme en toute autre matière, la qualité et la quantité sont en raison inverse l'une de l'autre. Nous faisons moins d'enfants que les Allemands, mais nos enfants sont doués d'une vitalité plus grande, si bien que nous avons plus d'hommes capables de porter les armes que l'Allemagne, bien que notre population soit moins nombreuse. L'Angleterre, l'Allemagne, etc., ont la quantité, mais la France a la qualité et la qualité en toutes choses a toujours constitué un caractère de supériorité.

La fécondité, étant en raison inverse de l'évolution, doit diminuer dans une race à mesure que cette race évolue. C'est ce que les statisticiens ont constaté pour la nation française en général et pour chaque département en particulier. D'après M. Legoyt, le nombre des naissances par ménage qui était de 4,24 en 1800 a diminué d'année en année et n'était plus que de 3,14 en 1850. Le docteur Fortin, d'Évreux, a constaté la même diminution dans le département de l'Eure.

Dans un même pays, ce sont les régions les moins avancées en civilisation qui sont les plus fécondes, exemple l'Irlande, dans le Royaume-Uni, la Bretagne en France. On a dit que les peuples très-religieux étaient plus féconds que les autres. Cela tient, suivant moi, à ce qu'ils sont moins avancés qu'eux en évolution. De même si, comme on l'a constaté lors du recensement de 1866, les familles d'individus exerçant des professions libérales sont moins nombreuses que les familles des ouvriers et des paysans, cela tient à ce que ces derniers sont moins avancés en évolution que les premiers. Ainsi s'explique pourquoi les classes éclairées font moins d'enfants que les classes ignorantes.

La fécondité étudiée chez les races est donc en raison inverse de l'évolution. La loi de Malthus d'après laquelle la population s'accroîtrait en proportion géométrique est donc fausse puisque la fécondité diminue chez les races supérieures, à mesure qu'elles avancent en évolution.

Sexe. — Le sexe féminin est plus fécond que le masculin. Chez les plantes, le sexe féminin paraît être le plus capable de multiplier même sans l'intervention du mâle. Des femelles de végétaux dioïques cultivées seules en Europe comme le mûrier à papier, le tacamaque se propagent de bouture, tandis que les individus mâles de toutes les espèces dioïques refusent de se perpétuer par cette voie. On connaît des fleurs femelles qui développent des fleurs mâles sans l'intervention de mâles. D'ailleurs les étamines avortent ou se changent souvent en pétales, tandis que les organes femelles sont presque toujours constants.

Age. — La fonction apparaît à un âge variable suivant les espèces, les races, les climats. A son apparition, la fécondité est très-faible : une petite chienne de huit mois ne fait qu'un petit. Il en est de même à sa disparition : une vieille chatte ne fera pareillement qu'un petit. Mais, le maximum de la fécondité ne correspond pas à l'apogée de l'évolution.

Les jeunes et les vieux sont plus féconds que les adultes bien qu'ils soient moins vigoureux qu'eux. « Un jeune étalon essayé à 4 ans est en plein rapport à 6 ans. Il en est de même pour la femelle contrairement aux enseignements laissés par les auteurs. » (Dict. de Reynald.) « Les personnes qui attendent que les juments aient 7, 8 ou 10 ans pour les faire saillir, dit Lafont Poulоté, dans l'espoir que les productions deviennent plus fortes, plus accomplies que si elles venaient de mères plus jeunes, se trompent. » Une jument est moins féconde à 7 ou 8 ans qu'auparavant.

De même les vieux chevaux sont plus féconds que les adultes. « Nous avons vu souvent le pouvoir prolifique s'élever au moment où les étalons semblaient devoir décroître et perdre une partie de la puissance de reproduction qu'ils auraient dû déployer à un âge moins avancé. » (Dict. de Bouley.) « Les facultés prolifiques persistent chez les vieux chevaux atteints de décrépitude qui n'ont plus la force de *monter* les femelles qu'on leur présente et qu'ils fécondent néanmoins quand on est parvenu à les placer en les portant à peu près et qu'on les maintient en position pendant toute la durée de l'acte de copulation. » (Dict. de Reynald.)

De même dans l'espèce humaine, le besoin de reproduction est plus intense chez les jeunes gens et les vieillards que chez les adultes. D'après Buffon, les jeunes gens de 18 ans seraient plus féconds que les hommes de 30. Cette assertion concorde avec la statistique faite par le Dr Granville et d'après laquelle chez les classes pauvres, le nombre des enfants par ménage serait de 3,7 de 16 à 21 ans, de 2,91 de 21 à 25 et de 2,5 au delà. De même, d'après les tables de Duncan la fécondité des femmes s'accroît jusqu'à 25 ans et se maintient à un niveau élevé jusqu'à 30 ans environ. Ensuite elle décline. Ce résultat est confirmé par les recherches de MM. Bertillon et Salder sur la fécondité des femmes mariées de 15 à 45 ans.

Constitution. — En général les faibles sont plus féconds que les forts. D'après les vétérinaires, le tempérament pléthorique diminue la fécondité des juments. Une jument un peu fatiguée est plus apte à être fécondée. De même, dans l'espèce humaine, les tailleurs sont moins forts et plus féconds que les forgerons. Chez les femmes, le tempérament lymphatique est le plus favorable à la procréation. (Debay.) Les femmes lymphatiques, d'après divers auteurs, perdraient plus d'ovules que les sanguines. Les femmes qui se rapprochent de la constitution de l'homme sont infécondes (Plantier). M. Roubaud décrit ces femmes qui ont des poils à la lèvre supérieure et au menton.

On sait que les blonds sont moins avancés en évolution que es bruns. Or la plus grande fécondité s'est rencontrée dans les mariages où les deux époux étaient blonds l'un et l'autre.

Les citadins sont plus avancés en évolution que les campagnards : aussi les mariages ne sont pas aussi féconds dans les villes qu'à la campagne. D'après Girou de Buzareingues, tandis qu'en France il y a 3,747 enfants pour 1.000 mariages, à Paris il n'y en a que 2,503. En général, dans les climats tempérés, il y a une naissance par 14 personnes à la campagne et 1 par 30 à la ville.

Côté. — Il existe entre les deux ovaires et les deux testicules droit et gauche, des différences de poids et de volume qui doivent évidemment entraîner des différences physiologiques au point de vue de la fécondité, mais les renseignements nous font défaut sur ce point et nous ne pouvons dire, dans l'état actuel de la science, quel est le testicule ou l'ovaire qui secrète le plus d'œufs.

Autres parties de l'individu. — La nutrition, dit Claude Bernard, n'est qu'une prolifération organique, c'est-à-dire que la reproduction est une sorte de nutrition. D'ailleurs chez les organismes inférieurs les deux phénomènes se confondent, et il en est de même dans les tissus inférieurs.

Tous les éléments anatomiques ne sont pas aussi aptes à se reproduire les uns que les autres. En général un élément se reproduit d'autant plus facilement qu'il occupe une place moins élevée dans l'échelle de l'évolution organique. La cellule conjonctive est en état de prolifération incessante. Les épithéliums se reproduisent très-facilement. C'est ce qui fait que l'ongle et le poil repoussent très-vite. Le tissu osseux se reproduit aussi assez facilement. Au contraire, les tissus supérieurs comme les tissus musculaires et nerveux se reproduisent moins facilement ou ne se reproduisent pas du tout.

Chez les animaux inférieurs, les appareils et organes se reproduisent avec la plus grande facilité. C'est ainsi que l'écrevisse se refait des pattes, le colimaçon des antennes et des têtes, la salamandre et le lézard des queues, des nageoires, des yeux, etc. Il y a plus, il peut arriver que la partie reproduise le tout. Un fragment d'hydre d'eau douce, par exemple, reproduit un individu entier.

Chez les animaux supérieurs, les organes inférieurs se reproduisent facilement. Un fragment de rate, par exemple, reproduit toute la rate; mais les organes supérieurs ne se reproduisent pas.

La reproduction étudiée chez les diverses parties de l'individu est donc en raison inverse de l'évolution.

Circonstances physiologiques. — *Alimentation.* — La fécondité exige un certain degré de nutrition au-dessous duquel elle disparaît. C'est pourquoi l'inanition, les famines, les siéges diminuent ou même suppriment la fécondité. C'est ce qui se produit habituellement chez nombre de races inférieures en contact avec les Européens, et accidentellement chez les races supérieures, sous l'influence de certaines circonstances : guerre, chômage, misère, etc. Les naissances diminuent dans les années qui suivent les années de cherté. Le siége de Paris a fait baisser considérablement le nombre des conceptions de septembre 1870 à février 1871.

Un animal ne se reproduit donc qu'autant qu'il consomme une certaine quantité d'aliments, mais si cette consommation vient à augmenter par trop, immédiatement il cesse de se reproduire. Il y a une limite inférieure et une limite supérieure de nutrition entre lesquelles évolue la fécondité. Mais nous allons voir que le degré de nutrition qui est le plus favorable à la reproduction et qui correspond à l'apogée de cette fonction est plus près de la limite inférieure ci-dessus fixée que de la limite supérieure.

Tous les horticulteurs savent qu'une plante trop nourrie ne donne plus de graines. Il est souvent nécessaire d'affaiblir les arbres fruitiers pour les « mettre à fruit ». Un excès de vigueur active la production des organes foliacés, au détriment de celle des fruits. C'est ce qu'on observe sur les pommiers, les poiriers, les abricotiers, etc. La taille des arbres a justement pour but d'accroître leur fécondité en arrêtant leur croissance. Pour faire fleurir ou fructifier des plantes, on les met dans des petits pots, on les incline, etc. Ces divers procédés agissent tous en diminuant, d'une façon ou de l'autre, la nutrition du végétal. Pour rendre productif un arbre on l'affaiblit. (Howorth.) « Dans le règne végétal comme dans le règne animal, dit Doubleday, une nourriture en excès met obstacle à la reproduction, tandis que d'autre part une nourriture limitée ou un défaut de nourriture la stimule et l'augmente. » « Les étangs de la Sologne, dit le docteur A. Mayer, sont si favorables à la croissance des carpes, que la rapidité du développement de leur taille les rend tout à fait infécondes et que les propriétaires sont obligés, pour conserver de la graine de leur poisson, d'avoir des carpières de misère où ils tiennent les carpes exclusivement destinées à la reproduction. Ces carpières sont d'étroites pièces d'eau, où les carpes femelles sont entassées par myriades, sont les unes sur les autres, meurent de faim en un mot. Ne pouvant profiter, ces carpes pondent; et ces pondeuses fécondes ont été baptisées en Sologne du nom significatif de *peinards.* » Tout le monde sait que le lapin trop nourri, la poule grasse, la jument pléthorique sont stériles. Une chienne trop bien nourrie perd de sa fécondité, a moins de portées et fait moins de petits à chaque portée. C'est pour cette raison que, d'après mes renseignements, les chiens des pauvres qui jeûnent chez leurs maîtres sont plus prolifiques que les chiens de même race appartenant à des riches.

La même chose s'observe dans l'espèce humaine. D'après MM. Bertillon, Broca, Legoyt, Rameau, d'Abbadie, etc., plus une population est malheureuse, plus elle est féconde. Exemple: les Irlandais, les Bretons, les classes pauvres des campagnes et des villes. Dans les départements riches où la propriété est très-divisée (Normandie, etc.), on compte 24 naissances pour 1,000 habitants; on en compte 28 dans les départements où la propriété est peu divisée (Bretagne, etc.). Dans un même département, la natalité diminue ou augmente suivant que la propriété est plus ou moins divisée. C'est ce que M. Lagneau a observé dans le département de l'Aisne. Même observation a été faite dans le Puy-de-Dôme. A Paris, les naissances représentent 1/32 de la population chez les riches, et 1/26 chez les pauvres.

On a prétendu que cette stérilité relative était volontaire. Suivant moi, elle est due au bien-être: bonne alimentation, etc., résultant de la richesse, et la preuve que cette diminution de la natalité ne doit pas être attribuée à la volonté des parents, c'est qu'elle s'observe également chez les animaux domestiques au service des classes riches.

La fécondité n'est donc pas en raison des subsistances, comme l'a dit Guillard et comme le soutient M. Herbert-Spencer.

En résumé, le maximum de fécondité correspond à un état moyen de nutrition, qui est plus près du défaut que de l'excès d'aliments, et qui se réalise de diverses façons. Si, après une famine, le nombre des conceptions s'élève au-dessus de la moyenne, c'est que les individus repassent par cet état de nutrition qui est le plus favorable à la fécondité. Chez ceux qui ne sont pas assez nourris, la fécondité est accrue par toutes les circonstances qui augmentent la nutrition : alimentation, exercice, hiver, pays froids, séjour à la campagne, au bord de la mer, etc. Chez ceux qui sont trop nourris, la fécondité est accrue par toutes les circonstances qui diminuent la nutrition : jeûne, défaut d'exercice, été, pays chauds, séjour à la ville, etc.

Locomotion. — Les fonctions supérieures à la reproduction comme la locomotion et l'innervation nuisent à la fécondité. Les anciens athlètes eurent rarement des enfants. Il en est de même des acrobates de nos jours. Au contraire, les boiteux qui n'exercent pas leur appareil locomoteur seraient très-féconds.

Innervation. — Les hommes qui travaillent beaucoup du cerveau ont très-peu d'enfants. M. Drysdale a vérifié le fait chez les professeurs de la Faculté de médecine de Paris. Bacon remarque qu'aucun grand homme de l'antiquité ne fut adonné aux plaisirs sexuels. Minerve, déesse de la science, était surnommée femme sans mamelles. Newton et Pitt moururent vierges. Kant haïssait les femmes. « Les mariages de gens de lettres ne sont pas ceux qui rapportent le plus à l'Etat. » (de Lignac) « Les grands artistes et les grands poëtes ont eu fort peu d'enfants. L'énergie de la fonction génitale est en raison inverse de la longueur et des difficultés des travaux intellectuels. Un génie marié est un génie stérile. » (Roubaud.) M. Herbert Spencer, après avoir constaté cette stérilité des hommes d'une activité mentale exceptionnelle, l'attribue à ce qu'ils digèrent mal. Cette explication n'est pas sérieuse. Si ces hommes sont moins féconds que les autres, c'est tout simplement parce qu'ils sont plus avancés en évolution.

A mesure que, par suite de l'évolution, les fonctions se multiplient chez les êtres vivants, la quantité de force disponible étant répartie entre ces diverses fonctions, la part afférente à chacune d'elles se trouve réduite d'autant. De plus, dans la marche de l'évolution, les fonctions inférieures sont sacrifiées aux fonctions supérieures et la reproduction doit être considérée comme une fonction inférieure par rapport à la locomotion et à l'innervation. M. Herbert Spencer a exprimé la même opinion dans ses *Principes de biologie* : « Si la quantité de force dépensée par l'animal pour lutter contre les forces qui tendent à le détruire absorbe la plus grande partie de la force de la vie en lui, il en reste peu pour la reproduction. Le progrès de l'évolution doit s'accompagner d'une décroissance de fécondité et dans les types les plus élevés la fécondité décroîtra encore si l'évolution doit croître encore. »

Circonstances mésologiques. Jour. — Le matin la nutrition est moins intense que le soir. D'après certains auteurs, le matin serait le moment plus propice à la génération de la journée. L'acte de la fécondation s'accomplirait le matin chez les fleurs, les oiseaux, etc.

Saisons. — C'est au printemps et en été qu'il y a le plus de conceptions et l'on sait que la nutrition générale est moindre durant ces saisons qu'en automne et en hiver.

Climat. — Les habitants des pays chauds sont plus féconds que ceux des pays froids. La fécondité des femmes du Nord est accrue par l'habitat des pays chauds. Les Françaises qui étaient stériles ou peu fécondes en France deviennent très-fécondes en Algérie.

Conclusion. — En résumé, la fécondité étant plus grande chez les espèces et les races inférieures que chez les supérieures, chez la femelle que chez le mâle, chez le jeune homme et l'homme mûr que chez l'adulte, chez le faible, le blond, que chez le fort, le brun, chez les parties inférieures au point de vue de l'évolution organique que chez les supérieures, est *en raison inverse de l'évolution.*

De plus, elle est dans une certaine mesure *en raison inverse de la nutrition* puisqu'elle est accrue par les circonstances qui diminuent la nutrition (défaut d'aliments, été, pays chauds), et diminuée par les circonstances qui augmentent la nutrition : excès d'aliments, etc.

SEXUALITÉ.

Etudions la sexualité suivant la même méthode et nous verrons quels degrés d'évolution et de nutrition correspondent à la procréation des garçons et à celle des filles.

Espèce. — Chez les espèces inférieures, la différence entre les sexes est très-faible, la prééminence du mâle sur la femelle est insignifiante ou nulle et il n'y a pas de raison pour qu'il naisse plus de mâles que de femelles ou plus de femelles que de mâles.

A mesure qu'on s'élève dans l'échelle de l'évolution, la prééminence du mâle se prononce et s'accroît constamment. Dès lors la procréation des mâles représente un degré supérieur d'évolution et il est naturel qu'il naisse plus de mâles chez les espèces supérieures que chez les espèces inférieures ou peu avancées en évolution. On sait que les troupeaux d'herbivores comprennent peu de mâles et beaucoup de femelles. Au contraire les carnivores feraient plus de mâles que de femelles. Il en est de même des races humaines supérieures.

Race. — Dans une communication faite, en 1874, à la société d'anthropologie, M. Sanson a montré que, chez les moutons la race exerçait une influence sur la sexualité. Les races humaines inférieures font plus de filles que de garçons; au contraire les supérieures font plus de garçons que de filles. Tel est le cas de la plupart des races européennes. D'après M. Bertillon, il naît, en France, 106 garçons pour 100 filles.

Sexe. — Beaucoup d'auteurs pensent que le sexe femelle tend à procréer des femelles tandis que le sexe mâle tend à procréer des mâles. (Hofacker, etc.)

Age. — D'après Girou de Buzareingues, les béliers jeunes font plus de femelles que de mâles. Il en est de même des vieux qui produisent surtout des agnelles. D'après les éleveurs, les étalons jeunes et forts produiraient surtout des mâles. D'après Thury de Genève, l'élément mâle résulte d'une plus grande maturité, d'un développement plus complet de tous les organes.

De même dans l'espèce humaine, les époux trop jeunes ou trop vieux font plus de filles que de garçons. D'après Girou de Buzareingues, les aînés présentent plus de filles que les puînés.

En Norwége, il naît pendant les six premières années du mariage 116 garçons pour 100 filles, pendant les six années suivantes 100 garçons pour 100 filles, puis à partir de la douzième année 94 garçons pour 100 filles. D'après M. Bertillon, si le mari a moins de 25 ans, il produit surtout des garçons ; après 15 ans de mariage, les filles l'emportent à leur tour sur les garçons. De même une femme a plus de garçons de 20 à 25 ans que de 25 35. Les hommes mûrs de 35 à 50 ans font surout des filles (90 garçons pour 100 filles).

Les zootechniciens ont remarqué que les béliers, aux premiers temps de leurs amours, produisaient surtout des mâles. A mesure que la saison s'avance, les conceptions masculines tendent à devenir plus rares et finalement les étalons n'engendrent plus guère que des femelles. Les sujets trop âgés n'engendrent que des filles (Debay).

Constitution. — A l'article *sexualité,* des vieux dictionnaires de médecine, il est dit que les hommes forts font plus de garçons que les faibles. D'après Girou de Buzareingues, dont les études ont porté sur 27 millons de naissances, tout ce qui tend à accroître la force musculaire soit de l'homme, soit de la femme contribue à la procréation du sexe masculin. D'après les observations de cet auteur, les garnisons déterminent, parmi les enfants naturels, une augmentation relative des naissances masculines Sous le premier empire, tous les hommes bien constitués étaient à la guerre et les individus impropres au service étaient seuls chargés de la reproduction. Aussi, à Paris, toujours d'après Girou de Buzareingues, c'est sous le premier empire qu'il est né le plus de filles et, au contraire, c'est sous la restauration qu'il en est né le moins.

En Angleterre, dit Girou de Buzareingues, les individus exerçant des professions sédentaires, ont plus de filles que de garçons. Les bourgeois auraient donc plus de filles que de garçons. Au contraire les ouvriers ont plus de garçons que de filles, et la preuve c'est qu'aux hôpitaux les naissances masculines l'emportent sur les féminines. De même les paysans qui sont plus vigoureux que les citadins font plus de garçons qu'eux. De 1816 à 1825, dit Girou de Buzareingues, il est né, dans les Pays-Bas, plus de filles dans les villes que dans les campagnes. Ploss a constaté pareillement qu'il naissait plus de garçons à la campagne. En Suède, les agriculteurs font plus de garçons que de filles et les nobles plus de filles que de garçons. Entre ces deux catégories de personnes, se trouvent les commerçants qui font des enfants des deux sexes en nombre égal.

La vigueur de la constitution favorise donc la procréation des garçons. D'après le même statisticien cité plus haut, en Angleterre, dans un comté où il y a beaucoup d'ouvriers employés aux gros métiers (maçons, charpentiers, forgerons), il naît 946, 6 filles pour 1000 garçons; dans d'autres comtés où il y a moins de ces ouvriers, il naît 966 filles pour 1,000 garçons.

Côté. — Pour Hippocrate, si l'homme veut engendrer un garçon, il se liera le testicule gauche, si une fille, il se liera le testicule droit, autant qu'il pourra le supporter pendant le coït. D'après Anaxagore, Aristote, Démocrite, Pline, Rhazès, l'ovaire droit a une plus grande tendance à la production du sexe mâle et l'ovaire gauche à la production du sexe femelle. De nos jours les docteurs Venette, Guillon, Millot ont soutenu la même opinion en recommandant aux femmes de se coucher sur un côté ou sur l'autre suivant qu'elle veut avoir un garçon ou une fille.

Ce qu'il y a de certain, c'est que l'ovaire droit, d'après M. Roque, est plus lourd et plus développé que le gauche. Dès lors, il est permis de se demander si les œufs mâles et femelles sont sécrétés en nombre égal par les deux ovaires. La même observation pourrait s'appliquer aux testicules. Les différences anatomiques qui existent entre les ovaires et les testicules droit et gauche impliquent des différences physiologiques qu'il serait utile de déterminer au point de vue de la sexualité.

Circonstances physiologiques. — Alimentation. — On a admis, dit Claude Bernard, que la production de la sexualité se réduisait à des questions d'alimentation ou de nutrition embryonnaire. Voyons quelle influence la nutrition générale exerce sur la sexualité.

D'après Girou de Buzareingues, dans les années malheureuses où la classe ouvrière chôme et souffre, les naissances présentent un nombre relatif de filles supérieur à la moyenne, exemple : 1753, 54, 67, 89, 1817, 1830. Quand il y a un accroissement d'activité dans la classe laborieuse, le contraire arrive, exemple 1790, 1816, 17, 18. Les années de disette favorisent la procréation des filles et les années d'abondance la procréation des garçons. D'après le même statisticien, la fécondation pendant le carême donne proportionnellement plus de filles que de garçons

« marée donne filles, boucherie fait garçons » (Balzac). Les circonstances débilitantes font augmenter la proportion des filles dans les naissances. (Bailly.)

En somme, la procréation des garçons représente un degré de nutrition supérieur à celle des filles. Etant donné la zone de nutrition de la fécondité, cette zone est divisible en deux régions, l'une inférieure correspondant à la procréation des filles, l'autre supérieure correspondant à la procréation des garçons.

Locomotion. — Le défaut d'exercice diminue la nutrition générale et favorise la procréation des filles. On citait il y a quelques années, dans le Poitou, un âne étalon très-recherché parce qu'il ne faisait que des mules. Ce baudet avait une forte contracture des tendons fléchisseurs qui l'obligeait à se tenir presque constamment couché. Evidemment cet étalon infirme était moins vigoureux que les autres. Dans l'espèce humaine, les individus qui n'exercent pas leur appareil locomoteur font plus de filles que de garçons. L'oisiveté devient favorable aux procréations féminines (Girou de Buzareingue).

Innervation. — Les gens qui travaillent beaucoup du cerveau font plutôt des filles que des garçons. C'est ce que, d'après mes renseignements, on observe chez les mathématiciens, les professeurs, etc.

Reproduction. — Il importe de considérer aussi la nutrition locale de l'organe reproducteur ovaire ou testicule. La procréation des femelles représente un degré inférieur de génération. Les pucerons peuvent donner naissance, sans fécondation à des séries de femelles qui se reproduisent de même. Après une succession de 7 ou 8 générations, on voit naître des individus des deux sexes capables de produire après accouplement (Bonnet).

Considérons maintenant l'exercice de la fonction de reproduction. Quand cette fonction commence à se développer ou quand elle tend à s'éteindre, elle donne naissance à des femelles. L'exercice de la fonction favorise la production du sexe mâle. D'après Girou de Buzareingue, dans l'espèce humaine, plus les gestations sont rapprochées, plus le sexe masculin prédomine sur le sexe feminin. Mais il faut que cet exercice soit modéré, car son exagération fait prédominer le sexe femelle. C'est ainsi qu'un étalon, fatigué, affaibli, fera plutôt des femelles que des mâles. (Broca) Le cerf polygame fait plus de femelles que le chevreuil monogame. (Bellingeri).

D'après certains auteurs, au début de la période du rut, le sexe féminin prédomine sur le masculin dans les produits de la fécondation. La même chose s'observerait chez la femme au début de la période menstruelle; au contraire, vers la fin de cette période, le sexe masculin prédominerait sur le féminin. Les œufs femelles semblent donc exiger un moins grand degré de nutrition embryonnaire que les œufs mâles. D'après M. Thury de Genève, les premiers œufs de poules sont femelles, les derniers sont mâles.

Circonstances mésologiques. — Saisons. — Il importe de faire une distinction entre les végétaux et les animaux. Les plantes sont évidemment plus nourries l'été que l'hiver et, d'un autre côté, la fonction de reproduction étant la plus élevée chez elles est en raison de l'évolution. Il n'est donc pas étonnant que la chaleur qui augmente la nutrition des végétaux, accroisse leur fécondité, et favorise la production des fleurs mâles. La chaleur, dit M. Thury, favorise la production des fleurs mâles dans un grand nombre de plantes.

Mais il n'en est pas de même pour les animaux chez lesquels, d'après les observations de M. Malassez, la nutrition est plus intense l'hiver que l'été.

Il résulte de recherches que j'ai faites sur l'état civil de Besançon qu'on ferait plus de garçons l'hiver et plus de filles l'été. En 1872-73, par exemple, à Besançon, il y a eu d'octobre à avril 155 conceptions masculines et 123 féminines; d'avril à octobre au contraire, il y a eu 335 conceptions féminines et 239 masculines.

Année. — De même, dans nos climats, les années chaudes donnent naissance à plus de filles que de garçons et les années froides à plus de garçons que de filles. C'est ce qu'a observé M. Raymond à Marseille. C'est pour cette raison que les anciens appelaient les années froides mâles et les années chaudes femelles. Frédéric II, roi de Prusse, disait, en parlant d'une année très-froide : « Voilà une année qui me donnera beaucoup de grenadiers. Au siècle dernier, sur trois années on en comptait une femelle. J'ai dressé la courbe des naissances masculines et féminines à Creil (Oise) de 1855 à 1870, je vois que, durant ce laps de temps il y a eu plusieurs années femelles. En 1858 par exemple, il est né dans cette commune 50 garçons et 77 filles. Au contraire, l'année 1867 a été très-mâle puis qu'elle a donné naissance à 98 garçons et à 70 filles.

Mais il ne doit pas en être de même sous tous les climats. La procréation de l'un ou de l'autre sexe correspond à certains degrés de nutrition qui se réalisent quand la température présente certaines moyennes qu'on observe à des époques différentes suivant les climats.

Climat. — Les habitants des pays chauds, qui sont moins nourris et moins avancés en évolution que ceux des pays froids font plus de filles que de garçons. Dans l'Inde anglaise, d'après Flowden il y a 161 garçons pour 170 filles de 0 à 5 ans. Aux îles

Baléares et dans les provinces sud de l'Espagne, le sexe féminin est supérieur en nombre au sexe masculin.

Au contraire, les habitants des pays froids font plus de garçons que de filles. En France, les naissances masculines l'emportent de 1/16 sur les féminines. D'après Boudin, pour 1,000 naissances féminines, il y a à Corfou 1016 naissances masculines, à Vienne il y en a 1041, en Suède 1046, dans la Grande-Bretagne 1048, en Bohême 1054, dans le Wurtemberg 1057, en Autriche 1061, à Naples 1062, dans les Pays-Bas 1064, en Belgique 1065, à Berlin 1069, dans le Mecklenbourg 1071, en Russie 1089.

Ville, campagne. — Nous avons déjà dit que les paysans faisaient plus de garçons que les citadins. A la campagne, on est plus nourri qu'à la ville. D'après Girou de Buzareingue, pour 1,000 garçons, 13 départements agricoles donnaient 922 filles et 10 départements industriels en donnaient 951.

Circonstances pathologiques. — Quand les époux sont affaiblis par des maladies, ils font plus de filles que de garçons. C'est ainsi que, d'après les dictionnaires de médecine, les ivrognes n'engendreraient que des filles.

Conclusion. — En résumé, la fécondite a une période ascendante, une apogée et une période descendante. La procréation des filles l'emporte pendant les périodes ascendante et descendante, et la procréation des garçons pendant la période d'apogée. Un individu peu avancé en évolution fait des filles, plus avancé il fait des garçons, plus avancé encore il refait des filles. De même un individu peu ou trop nourri fait des filles, et il fait des garçons s'il est simplement bien nourri. En somme quand on considère la courbe spéciale décrite par la fécondité, on voit que le cercle limité par cette courbe est divisible en deux régions dont l'une, l'inférieure est affectée à la procréation des filles, tandis que la supérieure est affectée à la procréation des garçons.

CONCLUSION

Comme l'anatomie, la physiologie démontre qu'il existe des fonctions plus ou moins inférieures et des fonctions supérieures. Les premières qui, d'une manière générale, se rattachent à la vie végétative, sont à leur maximum chez les individus ou les parties d'individus les moins avancés en évolution (espèces et races inférieures, femmes, enfants, vieillards, faibles, côté gauche, etc.). On peut donc dire que ces fonctions sont en raison inverse de l'évolution et comme l'évolution n'est qu'un produit de la nutrition, il en résulte que ces fonctions sont aussi en raison inverse de la nutrition.

Au contraire, les fonctions supérieures ou de la vie animale étant à leur maximum chez les individus ou les parties d'individus les plus avancés en évolution (espèces et races supérieures, hommes, adultes, forts, côté droit, etc.), sont en raison directe de l'évolution. De plus ces fonctions étant accrues par les circonstances qui augmentent la nutrition et diminuées par les circonstances qui diminuent la nutrition sont en raison directe de la nutrition.

En somme, on peut donc dire qu'en physiologie comme en anatomie : *tout est en raison directe ou en raison inverse de la nutrition et de l'évolution.*

PARIS. — IMP. V. GOUPY ET JOURDAN, RUE DE RENNES, 71.

www.ingramcontent.com/pod-product-compliance
Ingram Content Group UK Ltd.
Pitfield, Milton Keynes, MK11 3LW, UK
UKHW031914260826
14628UKWH00003B/1188

9 782019 658885